CB132259

200 Dicas para emagrecer

L. C. MONTRAN

editora EKO

200 Dicas para emagrecer

L. C. MONTRAN

Editoração e Diagramação: SK Plus Produções e Propaganda
Capa: Nativa Design / Free Comunicações
Revisão: Cidália Maria Menon

FICHA CATALOGRÁFICA ELABORADA PELA
BIBLIOTECA CENTRAL DA FURB

Montran, L. C.
M811d 200 dicas para emagrecer / L. C. Montran. - Blumenau : EKO, 2000.
96p.
ISBN 85.7324.477-1
Bibliografia: p. 92.
1. Emagrecimento. 2. Dietas. I. Título.

CDD 613.25

© 2000 L.C.Montran
© 2000 Editora Eko

editora EKO

Rua 7 de Setembro, 1760
89010-202 - Blumenau - SC
CGC: 03.163.884/0001-93

ISBN: 85.7324.477-1

Impresso no Brasil

Sumário

Apresentação

As pessoas estão sempre buscando um ideal de beleza, muitas vezes inatingível e não condizente com a realidade. Isso faz parte da condição natural do ser humano, o qual, desde cedo, é preparado para se adaptar a uma sociedade dirigida por padrões estéticos definidos.

Poucos são os que procuram modificar seu corpo por razões realmente importantes, como aumento da expectativa e da qualidade de vida, obtenção e preservação de uma mente ativa e sadia e de um espírito jovem.

Neste livro, você encontrará sugestões úteis e práticas, no caminho de uma nova imagem de si mesmo. Todas as sugestões se baseiam no conceito de que não é preciso esforço sobre-humano para conseguir emagrecer. Exigem-se, sim, vontade, determinação, dedicação e disciplina. Nenhuma fórmula mágica é apresentada (mesmo porque elas não existem). A verdadeira mágica é a força interior suficiente para mudar hábitos de vida e torná-los permanentes, através de uma atitude positiva e da prática constante. Você aprenderá como aproveitar os benefícios indiscutíveis do exercício, como alimentar-se de maneira saudável e natural e como encontrar coragem para prosseguir nos momentos difíceis. Este guia ajudará você a dar os primeiros passos.

L. C. MONTRAN

Dicas sobre Alimentação

1 Faça seis refeições pequenas por dia, em vez de três grandes. Gasta-se energia durante a mastigação, na digestão dos alimentos e na absorção dos nutrientes. Quando o intervalo entre as refeições é muito grande, o corpo reduz o metabolismo e começa a armazenar gordura. **Refeições menores e mais freqüentes ajudam o metabolismo a ficar mais estável, e isso o manterá satisfeito durante todo o dia**. A alimentação mais fracionada também previne a hipoglicemia (queda nos índices de açúcar do sangue) que provoca tonturas, fraqueza e dores de cabeça. A distância entre as refeições não deve ultrapassar cinco horas.

2 **Nunca deixe de tomar o café da manhã. É o combustível com o qual você enfrentará a primeira parte do dia.** Coma pelo menos uma fruta ou uma torrada. O metabolismo do corpo fica mais lento durante a noite e não volta ao normal até que você coma alguma coisa. Se você ficar com o estômago vazio até o almoço - o que pode levar quatro horas ou mais - seu corpo passará esse tempo queimando calorias muito lentamente. Prefira os alimentos com alto teor de fibras, que fazem você se sentir satisfeito por mais tempo e diminuem, portanto, o apetite.

3 Suas refeições devem durar mais tempo. Coma devagar e mastigue pelo menos 30 vezes antes de engolir. **Se você comer muito depressa, comerá demais, pois o cérebro leva aproximadamente 30 minutos para registrar que o estômago está cheio.** Preste mais atenção ao sabor de cada alimento. Depois de levar cada porção à boca, deixe o garfo e só volte a pegá-lo quando tiver terminado de mastigar. Se estiver comendo um sanduíche, por exemplo, coloque-o no prato uma vez ou outra, enquanto estiver mastigando. A mastigação lenta faz a sensação de saciedade ficar mais tempo no cérebro, e você sente menos fome.

4 Inclua fibras na alimentação. Embora as fibras não tenham valor nutritivo nem energético, são imprescindíveis à dieta. **Alimentos com alto teor de fibras e com poucas calorias ajudam você a se sentir satisfeito após uma refeição de baixa caloria.** Isso acontece porque fornecem volume à dieta e distendem o estômago, ajudando na perda de peso. Os alimentos que têm fibras exigem mais mastigação, e isso força a ingestão mais lenta. Como benefícios adicionais, incluem-se: prevenção de doenças do coração, diminuição da absorção de gordura e do mau colesterol, prevenção e tratamento de constipação, hemorróidas e diverticulite.
Cada adulto deve ingerir cerca de 25g de fibras por dia, que devem entrar na dieta gradualmente para promover a adaptação do organismo.
Entre os alimentos ricos em fibras, destacam-se: cereais, pão e arroz integrais, frutas frescas (ameixa, maçã, banana, laranja, morango), grãos (feijão, ervilha, milho), verduras e legumes (nabo, pimentão, cenoura, espinafre).

5 **Beba, no mínimo, 2 litros ou 8 copos de água por dia, de preferência até 30 minutos antes das refeições ou 2 a 3 horas depois delas.** A água reduz a retenção de líquido porque expele o sal do organismo, além de eliminar os resíduos de gordura queimada pelo corpo.
Resultados ainda melhores são conseguidos com água fria ou gelada. O organismo não consegue usar a água que é ingerida até que ela esteja na temperatura do corpo. Quanto mais fria a água, mais energia o corpo terá de gastar para aquecê-la, portanto, queimará mais calorias.
Não beba água (ou qualquer outro líquido) durante as

refeições, pois atrapalha a digestão. Tendo de mastigar mais, você se sentirá satisfeito mais depressa e apreciará mais o sabor dos alimentos.

6 **Diminua o consumo de sal. O sal retém líquido** porque o sódio permite que as células se encham de água e não a eliminem causando inchaço no corpo e sensação de mal-estar. A quantidade ideal é de, no máximo, 1 colher (das de sopa) de sal por dia (6 a 15 g).

7 **Concentre-se apenas na comida e não faça mais nada durante uma refeição**, por exemplo, andar, falar ao telefone, ler um livro ou assistir à TV. Você vai apreciar mais o que está comendo, ficará satisfeito mais rapidamente e comerá mais devagar.

8 **Sempre coma todos os alimentos menos calóricos (vegetais, saladas e frutas) antes de qualquer parte da refeição.** O volume ingerido ajudará a frear aquela fome urgente, trará sensação de saciedade, e você comerá menos dos pratos seguintes, pois a fome é maior no início da refeição. Também terá a certeza de ter ingerido todos os vegetais, que são sempre muito saudáveis. Termine a refeição com os alimentos mais calóricos, como pães, massas e carnes.

9 Saladas são uma ótima opção para uma refeição leve, mas não farão você emagrecer se forem servidas com molhos gordurosos. **Apenas uma colher de sopa de maionese pode conter até 150 calorias. Prefira óleo de oliva, *shoyo*, limão, vinagre ou pequenas quantidades de sal e pimenta.**
Os molhos *light* e os à base de iogurte são mais leves, mas não isentos de gordura. Não ultrapasse a medida de três colheres por refeição.

Se não conseguir resistir ao molho, deixe-o em um recipiente separado, mergulhando apenas a ponta do garfo antes de levar cada porção à boca. Assim, você poderá saborear o molho sem ter de ingerir uma grande quantidade de calorias.

10 Não é preciso sair da dieta quando for a um restaurante. **É possível escolher refeições leves e saborosas para manter a forma e até emagrecer.** Siga alguns conselhos básicos:

- fuja dos *couverts* calóricos;
- peça legumes preparados no vapor e não na manteiga;
- escolha carnes, peixes e frango grelhados;
- nada de molhos cremosos, frituras e refrigerantes;
- não caia na tentação de se servir novamente;
- coloque no prato alimentos que contenham fibras;
- procure dividir o prato principal com outra pessoa;
- comece pelos pratos mais leves;
- massas podem ser consumidas, desde que não contenham molhos gordurosos;
- sobremesas são altamente calóricas - abra mão de pudins, sorvetes e bolos e prefira gelatina ou frutas.

11 **Imediatamente após uma refeição, especialmente o jantar, vá direto ao banheiro e escove os dentes, use fio dental e faça bochechos.** Desse modo, você se sentirá menos tentado a comer mais. Muitas pessoas concordam com que esse procedimento evita o desejo de lanches tarde da noite. Uma sugestão que pode funcionar para algumas pessoas: escove os dentes sempre que estiver pensando em comer algo que não deve. Com a sensação de limpeza e hálito fresco, você vai pensar duas vezes antes de cair em tentação.

12 Porções menores certamente vão ajudar na perda de peso. Mas pode acontecer de você ter a sensação de fome apenas porque está vendo uma pequena quantidade de comida em seu prato. Eis um truque: **coloque suas refeições em um prato menor, por exemplo, em um prato de sobremesa.** Assim, uma porção pequena não parecerá tão pequena. Se você vir um prato cheio, seu cérebro vai registrá-lo como uma refeição completa, e você não sentirá tanta fome quando terminá-la. Experimente também usar talheres menores.

13 **Quando estiver jantando fora ou em alguma festa, tente se abster de álcool.** Se não for possível, beba com moderação, mas lembre-se de que **o álcool contém muitas calorias escondidas**, além de estimular o apetite.
O organismo queima primeiro as calorias fornecidas pelo álcool e envia o resto (salgadinhos ingeridos junto com a bebida, por exemplo) para ser armazenado em forma de gordura. Alterne doses de bebida alcoólica com refrigerante para reduzir o efeito.

14 **Alimentar-se somente de frutas não fará você emagrecer.** Não baseie sua dieta predominantemente em frutas. É insuficiente para suprir as necessidades de vitaminas do corpo e, apesar de conter menos calorias do que um sorvete, por exemplo, algumas frutas têm valor calórico alto, como o abacate e a banana.

15 **Descubra a cozinha japonesa**. Essa tradição milenar vem conquistando cada vez mais interessados em uma alimentação *light*, com sabor exótico.
A comida japonesa é saudável porque é feita com pouca gordura – a maioria dos pratos é preparada à base de peixes e frutos do mar – além de serem usados ingredientes que

deixam as refeições leves, como algas marinhas, soja, broto de bambu, cogumelos e gengibre.
Além de ser uma alimentação com baixo teor de calorias, o iodo presente nos frutos do mar e nas algas também favorece o processo de emagrecimento.

16 Refrigerantes dietéticos são uma boa alternativa para quem não pode tomar bebidas com açúcar e são um aliado para os que desejam emagrecer. **A substituição do açúcar pelo adoçante faz com que um copo de refrigerante *diet* tenha menos de 2 calorias**, em contraste com as 110 calorias de um refrigerante normal.
Não pense, porém, que pode abusar desse tipo de bebida. Consumir refrigerante *diet* com freqüência pode prejudicar a saúde, devido aos adoçantes ou açúcares artificiais e demais produtos químicos nele contidos, como cafeína e ácido fosfórico.

17 **Troque a pipoca convencional pela versão *light* para microondas.** Alguns fabricantes já lançaram esse novo produto, sem a manteiga que costuma vir misturada ao milho. Faça a comparação: **1 xícara de chá de pipoca *light* tem 81 calorias.** A mesma medida da tradicional para microondas tem 110 calorias. Se estiver fazendo pipoca da maneira tradicional, coloque o milho em um recipiente com tampa na proporção de 1 xícara de café para 1 colher de sopa de água. Leve ao microondas na potência alta por 30 minutos.

18 **Não acredite em fórmulas de dieta que servem para qualquer tipo de pessoa.** Pesquisas feitas na área de nutrição estimam que metade das mulheres ocidentais tenha feito algum tipo de regime. Hoje se sabe que grande parte dessas dietas não tem fundamento algum.

Além de muitas dietas não funcionarem, descobriu-se que o excesso delas pode causar doenças como a bulimia e a anorexia nervosa, que hoje atingem milhares de pessoas em todo o mundo.

19 **Faça o possível para eliminar o café e os cigarros da sua rotina diária.** A cafeína e a nicotina contraem os vasos sangüíneos, reduzindo a capacidade de o seu corpo usar eficientemente as calorias, além de favorecer o aparecimento de celulite. Se você consome pouca quantidade dessas substâncias, pare agora. Se a quantidade for grande, não espere ser capaz de cortá-las completamente do dia para a noite, pois causam muita dependência. Mas comece a fazer planos para se livrar delas.

20 **Não confunda produtos *diet* com *light*.** Muitas pessoas acreditam que são a mesma coisa e que ambos são indicados para quem quer emagrecer. Nada mais errado!
Alimentos *diet* são orientados principalmente para quem não pode ingerir açúcar, como os diabéticos. **Os sorvetes dietéticos, por exemplo, não contêm açúcar, mas possuem alto teor de gordura**.
Por outro lado, um produto *light* é aquele que apresenta valor calórico reduzido em um mínimo de 25% em relação ao normal.
Sempre leia a embalagem dos produtos que for comprar. Se houver dúvidas, não se esqueça de que muitas empresas possuem um centro de atendimento ao consumidor. Ligue e se informe sobre o produto em questão, ou fale com um nutricionista para melhor esclarecimento.

21 Não caia no erro cometido por muitas pessoas que estão sob dieta: controlar a alimentação da segunda à sexta-feira e comer o que quiser no fim de semana. **O processo de emagrecimento deve ser constante e sem interrupções. A cada parada, o organismo tem de se adaptar novamente, e tudo recomeça do zero.** Portanto, se você deseja alcançar seus objetivos com relação à perda de peso, deverá manter a dieta uniforme de segunda a segunda.

22 **Quando possível, beba água-de-coco** em lugar dos sucos de frutas mais calóricas e dos refrigerantes. Sendo a água-de-coco uma bebida leve, saudável e baixa em calorias, faz bem para a pele além de ajudar a manter a boa forma.

23 **Coma peixe pelo menos três vezes por semana**. É o que os especialistas em nutrição recomendam, porque **o peixe é tão nutritivo quanto a carne e bem mais pobre em gorduras prejudiciais à saúde**. Fonte de proteínas, o peixe ainda fornece minerais como iodo, fósforo, cálcio, magnésio, ferro e as vitaminas A, B e PP. Tem menos calorias do que as outras carnes, e sua digestão é mais fácil.

24 **O óleo de oliva pode e deve ser usado nas dietas restritivas de gordura. É um tempero extremamente saudável**, tem composição equilibrada de ácidos graxos e elevada presença de antioxidantes naturais (como o betacaroteno). Ajuda a assimilar as vitaminas A, D, E e K presentes nas verduras. Mesmo que seja refinado, prefira o óleo de oliva a outros temperos.

25 **Saia um pouco do convencional e diversifique sua dieta, incluindo sopa em seu cardápio pelo menos três vezes por semana.** Esse é um dos tipos de alimentos que aumentam a sensação de saciedade. Pode-se comer menos e se alimentar muito melhor, por causa da presença de vitaminas, minerais e fibras. Há opções para todos os gostos. Prefira as mais leves e incremente o prato com legumes variados, de acordo com sua preferência e imaginação. A maioria das sopas dificilmente engorda. Em geral, fornecem ao corpo de 125 a 140 calorias por refeição.

26 Não faça mudanças drásticas, faça-as gradualmente. **Será mais fácil adaptar-se às mudanças se feitas pouco a pouco**. Ao invés de modificar todos os seus hábitos de alimentação de uma vez só, concentre-se em apenas um de cada vez. Procure mudar um hábito em cada refeição, ou pelo menos um ao dia. Por exemplo, tente reduzir pela metade a quantidade de margarina que passa no pão ou troque por geléia. No almoço, em vez de batatas fritas, coma uma batata cozida. Assim, não será tão difícil mudar, e você não se privará tanto de sua dieta habitual.

27 Evite soluções rápidas. Você pode jejuar e até passar fome para perder peso, mas estará perdendo água em vez de gordura. **É impossível aprender hábitos saudáveis de alimentação passando fome**. Eventualmente, você terá de comer e fazer escolhas sadias para sua alimentação a fim de conservar o peso. Não é natural ficar com fome demais. É ineficiente, é perigoso à saúde e é uma garantia de fracasso, além de levar automaticamente a uma desordem alimentar.

28 Pular refeições pode levar a lanches não planejados e a padrões de alimentação pouco saudáveis. Você apenas irá aumentar sua ansiedade pela próxima refeição.
Comer nas horas certas ajudará a prevenir a compulsão alimentar. Tente estabelecer uma rotina que inclua várias refeições nutritivas durante o dia. Você consegue se controlar melhor quando seu estômago não está vazio.

Em média, pessoas que conseguem emagrecer e manter o peso fazem 5 refeições diárias.

29 Coma o que seu corpo requer. Certifique-se de que você está ingerindo o que seu peso e nível de atividade exigem para o seu corpo a fim de obter a energia necessária. Por exemplo, se você julga que pode perder peso com 1800 calorias diárias e ainda assim está tentando seguir uma dieta de 1200 calorias, prefira a primeira opção. **Você até poderá perder peso mais rapidamente com 1200 calorias, mas as chances de manter a dieta com 1800 calorias são muito maiores**. A longo prazo, você poderá emagrecer mais se seguir uma dieta com mais calorias uma vez que vai se sentir mais satisfeito.

30 **Se você não conseguir resistir ao desejo de repetir a refeição, espere ao menos 5 minutos. A vontade poderá diminuir ou até desaparecer**.
Quando for se servir pela segunda vez, coloque no prato apenas metade da quantidade anterior.

31 Refrigerantes são cheios de calorias vazias, os chamados carboidratos simples. O açúcar dispara a produção de insulina na corrente sangüínea, o que ocasiona armazenamento de gordura no corpo. Além disso, essas bebidas carecem de importantes nutrientes, como as proteínas. **Em vez de refrigerantes, prefira água e beba à vontade, pois é o único alimento que contém zero calorias.**

32 **O número de calorias que devem ser ingeridas para perda de peso corporal varia de pessoa para pessoa e requer tentativas até se chegar à quantidade ideal**. Primeiramente, tente descobrir cerca de quantas calorias você está consumindo no momento. Se seu peso tem permanecido relativamente constante, então, essa quantidade é aproximadamente ideal para a manutenção do seu peso atual. Seu próximo objetivo será, então, criar um déficit calórico: procure reduzir ligeiramente sua ingestão de calorias ou aumente seu nível de atividade física, ou se dedique a ambos.

33 Faça com que apenas 10% de suas calorias venham da gordura. Menos do que isso pode resultar em problemas relacionados à insulina ou acarretar outros distúrbios da saúde.
Tenha cuidado com o tipo de gordura que você ingere. Mantenha o nível de gordura saturada (carne vermelha, queijo, leite integral, banha, manteiga, etc.) no máximo em 10% da quantidade total de gordura em sua dieta.

34 **Dê mais cor e sabor às carnes grelhadas sem aumentar a quantidade de calorias.** Passe sobre esses alimentos 1 colher de sopa de *shoyo* misturada com 1 colher de sopa de *catchup*.

35 **Não coma alimentos diretamente da embalagem**, como salgadinhos e biscoitos, principalmente se não conseguir ver o quanto ainda resta. Se fizer isso, não saberá ao certo o quanto já ingeriu e, provavelmente, comerá mais do que planejou.

36 **Quando preparar os alimentos, retire toda a gordura visível da carne e a pele da galinha. Evite fritar os alimentos.** Faça-os assados, grelhados, cozidos ou no vapor. Se tiver que fritar, use óleos com menor teor de gorduras polinsaturadas, como os de canola, girassol, milho e oliva. Ao assar carne, frango ou peixe, troque o óleo por cebola ralada misturada com caldo de carne. Assim, você não precisará usar sal e economizará calorias.

37 O segredo de uma dieta saudável baseia-se em uma alimentação variada e balanceada. **É necessário combinar corretamente carboidratos, proteínas e gorduras e utilizar quantidades satisfatórias de todas as vitaminas e sais minerais de que o organismo precisa.**
Os carboidratos devem fornecer de 50 a 55% das necessidades de energia, as proteínas de 10 a 15% e as gorduras de 25 a 35%.
Essa dieta deve prover o corpo de energia suficiente, mas sem exagero. O principal problema na dieta de pessoas sedentárias é que o consumo diário de alimentos quase sempre excede as necessidades de energia do organismo. Esse alimento em excesso é convertido em gordura e resulta em aumento de peso.

38 Não pense que só porque está ingerindo alimentos de baixa caloria ou pobres em gordura você pode comer o quanto quiser. As calorias, ainda que em baixa quantidade, contam sim, independentemente do tipo de comida que entra em sua dieta. Portanto, **não abuse de produtos dietéticos ou que prometem não engordar**. Devido aos aditivos químicos que contêm, a maioria traz no rótulo a quantidade máxima que deve ser ingerida por dia, a fim de não causar distúrbios à saúde. O importante sempre é o equilíbrio.

39 **Não baseie sua dieta em uma redução drástica da ingestão de calorias**. Isso pode ser eficaz se feito com cuidado, porém, devido ao corre-corre da vida moderna, torna-se mais difícil.
O corpo humano é muito inteligente e tem reações automá-

ticas para uma ampla variedade de condições. Uma dessas respostas é a reação à inanição. Quando você não se alimenta satisfatoriamente (calorias insuficientes, pular refeições, etc.) seu corpo pensa que você está passando por um processo de falta geral de alimento. Para poder "sobreviver", ele começa a armazenar o maior número possível de calorias como um esforço a fim de guardar energia para o futuro. Essa energia é armazenada como gordura. Além disso, durante esse período, qualquer gordura que você consumir é convertida imediatamente em gordura corporal.

40 Muitas pessoas são obrigadas a comer fora de casa, principalmente pela correria durante as atividades diárias ou porque moram longe do trabalho e têm um intervalo curto para o almoço. Se você é uma dessas pessoas, ainda assim, **procure manter uma alimentação saudável e balanceada, mesmo quando convive com tantas tentações calóricas à disposição**. Basta seguir algumas orientações e um pouco de bom senso:

- Na padaria, passe longe dos salgadinhos e peça um sanduíche natural. Troque o queijo por peito de peru e, de vez em quando, tome chá-mate em vez de suco de laranja;
- Nos restaurantes a quilo, é mais fácil compor um prato com grande variedade de nutrientes. Abuse das saladas sem molho e esqueça as frituras. Coma pouco, caso contrário sentirá sonolência no período da tarde, e o trabalho não renderá.
- Se a única saída for parar em um carrinho de cachorro-quente, não adicione molhos ao lanche, com exceção da mostarda. Prefira um refrigerante *light* a um normal.
- As frutas não substituem uma refeição completa, mas

podem ser um lanche nutritivo e pouco calórico. A goiaba, a pêra e a maçã são opções práticas para carregar e comer em qualquer lugar.

41 O que a maioria das pessoas não sabe é que, para uma alimentação balanceada, apenas 0,8 g de proteína por quilo de peso é o suficiente, o que equivale a um filé de frango de 150 g por dia. Mais do que isso será excesso, sobrecarregará o organismo e poderá trazer conseqüências desagradáveis, como unhas e cabelos quebradiços, mau hálito, dor nas articulações e inevitáveis quilos a mais.
Tenha cuidado, principalmente com a carne vermelha, pois, além de ser rica em gordura e colesterol ruim, dificulta a digestão e, se combinada com falta de atividade física, resulta em sobrecarga dos rins.
O contrário também pode ser perigoso, pois eliminar totalmente a carne da dieta pode levar à carência de nutrientes e minerais. Diminuir o consumo de carne é uma forma saudável de mudar seus hábitos alimentares, desde que se mantenha a cota diária de ferro e de proteínas recomendada.
As proteínas de que seu corpo precisa podem entrar em sua dieta na forma de ovos, soja, vegetais de folhas verdes e leite.
O ferro, que previne a anemia, é encontrado em vegetais de folhas verde-escuras, grãos e leguminosas.
Mas, como toda modificação de hábitos cultivados durante anos, a substituição da carne deve ser feita de maneira lenta e gradual, para que seu corpo se adapte naturalmente.

42 Inclua em sua dieta diária alimentos ricos em nutrientes. **Você precisa de mais de 40 qualidades diferentes de nutrientes todos os dias para adquirir e manter a boa saúde**. Porém, saiba que nenhum alimento sozinho pode fornecer tudo o de que você precisa. Em seu cardápio deverão entrar pães e outros produtos integrais, frutas, vegetais, laticínios, carne de aves e peixes, e outros produtos ricos em proteínas. A quantidade depende de quantas calorias você precisa. A maioria das pessoas come mais do que seu corpo necessita.

43 Reduza, mas não elimine certos alimentos. A maioria das pessoas come por prazer, bem como por necessidade de nutrição. **Se suas comidas favoritas são ricas em gordura, sal ou açúcar, o segredo é moderar a quantidade e a freqüência com que você as ingere.** Identifique as maiores fontes desses ingredientes em sua dieta e faça modificações, se necessário. Adultos que comem carnes ricas em gordura ou produtos integrais derivados do leite em todas as refeições estão provavelmente ingerindo muita gordura. Esse tipo de produto deve ser, preferivelmente, desnatado ou de baixa caloria. Da mesma forma, escolha carnes magras e você conseguirá diminuir significativamente sua ingestão de gordura.

44 Equilibre suas escolhas na alimentação. Nem toda comida tem que ser "perfeita". **Quando ingerir algo com muita gordura, sal ou açúcar, inclua outros alimentos com baixas taxas desses ingredientes.**

45 Atenção às tentações açucaradas. As guloseimas feitas com açúcar e mel costumam engordar bastante. Se você não conseguir suprimi-las de imediato, o melhor é ir com calma. Procure diminuir a freqüência (uma ou duas vezes por semana, no máximo) e a quantidade (metade do que você costuma comer). **A melhor e mais saudável opção é trocar o doce por uma fruta.**

O chocolate, mesmo dietético, engorda. Isso porque é rico em gordura, na forma de manteiga de cacau. Da mesma forma, diminua a freqüência e a quantidade.

46 **Substitua os petiscos. Nozes, amendoins e azeitonas são muito populares e saborosos, mas também ótimos para engordar**, principalmente se acompanhados por bebidas alcoólicas, como a cerveja. Muitas vezes, quando a companhia é agradável e o papo vai longe, você perde a conta da quantidade desses alimentos e da bebida que consome. Procure se controlar e troque essas tentações hipercalóricas por rabanetes fatiados, queijo *cottage* ou ricota com pão de glúten.

47 Se você for fazer uma refeição muito farta, pense na quantidade que vai ingerir e em como isso poderá lhe fazer mal depois, principalmente se sua digestão for deficiente. **Para exercitar sua força de vontade, tente separar a metade da refeição e guardar**. Saboreie a outra metade, sabendo que você poderia ter comido tudo, mas preferiu não o fazer. Coma a outra metade no dia seguinte ou dê a alguém necessitado. Assim, você estará fazendo uma boa ação e ainda irá se manter em seu programa de perda de peso.

48 **No inverno**, por causa do frio, o corpo gasta mais energia para manter a temperatura interna. Para compensar esse gasto é preciso maior ingestão de calorias, aproximadamente 20 a 30% mais do que no verão. Nessa época, **sua fome provavelmente vai aumentar, mas não faça disso uma desculpa para exagerar na ingestão alimentar e abusar de pratos muito gordurosos, comuns nesse período do ano.** Você terá como resultado um aumento de peso indesejável e, em casos mais graves, distúrbios da saúde, como aumento do colesterol e disfunções do fígado e vesícula. Uma maneira de enfrentar o problema é adaptar a alimentação típica do inverno para torná-la menos calórica e gordurosa.

49 **A feijoada** é um prato nacionalmente difundido, extremamente apreciado e, sem sombra de dúvida, uma das delícias da cozinha brasileira. Mas não se esqueça de que esse tipo de alimento tem grande concentração de gordura e é altamente calórico, sendo totalmente desaconselhável para pessoas que precisam manter uma dieta hipocalórica para perda de peso.
No entanto, se for impossível deixar de consumi-la, faça-o com moderação. **Não encha o prato, tente evitar lingüiça, carne de porco e farofa. Prefira arroz, feijão, couve sem bacon e laranja, se houver, em maior quantidade.**

50 **Procure fazer suas refeições, inclusive pequenos lanches ou frutas, sempre no mesmo lugar.** Escolha um ambiente tranqüilo e sem tumulto, onde você possa se concentrar apenas na refeição. Não coma em nenhum outro lugar. Nada de comer na poltrona, na escrivaninha ou no carro. O volume do suco gástrico no estômago é afetado pelas sensações que temos. Ele aumenta quando percebemos cheiros agradáveis, sabores e quando pensamos em comida. Por outro lado, é inibido por odores ruins e reações emocionais, como medo e raiva, ou se houver qualquer tipo de distração.

51 **Afaste-se da *junk food*,** ou droga de comida, se traduzido literalmente. Esse tipo de alimentação, muito popular nos Estados Unidos, baseia-se unicamente em

salgadinhos, biscoitos, *cheeseburguer*, sorvete, refrigerante e outros alimentos como esses que estão totalmente fora dos percentuais de carboidratos, proteínas e gorduras recomendados para uma dieta saudável. **As *junk foods* têm muito mais gordura e menos nutrientes do que necessitamos diariamente**, além de serem cheios de aditivos, corantes e conservantes químicos.
Evite ao máximo, mas permita-se uma vez ou outra saborear essas comidas, se a vontade for muito forte. Fazendo refeições balanceadas todos os dias, você poderá sair da dieta de vez em quando para comer o de que gosta.

52 **Se você comer doces com o estômago vazio, o açúcar chegará ao sangue em três minutos**, tornando-se energia imediata. Portanto, quem substitui salgado por doce, está sempre com fome, por causa da rapidez com que o açúcar é metabolizado.
Por outro lado, também não é saudável ingerir açúcar de menos. Um neurotransmissor presente no cérebro, a dopamina, tem a função de transmitir a sensação de bem-estar e funciona à base de glicose. É por isso que pessoas que fazem uma dieta rigorosa na restrição de açúcar passam por períodos de ansiedade e até de depressão. Desse modo, apenas os diabéticos devem manter um controle totalmente rígido da ingestão de açúcar.
A melhor hora do dia para comer doces é no final da tarde, quando o fígado produz mais glicogênio, e o açúcar é rapidamente aproveitado, não se acumulando no corpo.

53 Todos os especialistas na área de saúde concordam com que a gordura em excesso deve ser eliminada da dieta. Sua ingestão tem sido freqüentemente associada a problemas cardíacos.

Se você não está acostumado a uma dieta pobre em gordura, não seja radical. Comece devagar e vá eliminando o excedente aos poucos a fim de se adaptar mais facilmente aos novos hábitos.
Por exemplo, não custa evitar a manteiga (que tem 80% de gordura), leite integral, ovos com gema, bacon, pele de frango e carnes com alto teor de gordura.
Compare os seguintes tipos de gordura e sua relação com o colesterol:

- **gorduras saturadas**: elevam o nível de colesterol no sangue e estão presentes em alimentos como manteiga, óleo de coco, azeite de dendê, leite integral, creme de leite e toucinho, entre outros;
- **gorduras mono-saturadas**: não afetam o colesterol. Abacate, peixe, azeite de oliva, amendoim e margarinas são alguns exemplos;
- **gorduras polinsaturadas**: reduzem o colesterol e podem ser encontradas nos óleos de girassol, milho e gergelim.

54 Se você está fazendo ou já fez dieta, com certeza já utilizou dois dos mais populares tipos de adoçantes: o aspartame e os produtos à base de ciclamato.
Quem costuma ler os rótulos dos produtos, sabe que o aspartame tem 4 calorias por grama, enquanto o ciclamato tem zero. Mas **o aspartame é mais natural**, feito a partir de aminoácidos encontrados em carnes, legumes e derivados do leite. **O ciclamato é química pura**.
Não se deixe levar por essa diferença de calorias na hora de escolher seu adoçante, pois não é isso que vai fazer você engordar. Vinte e cinco pacotinhos de adoçante à base de aspartame por dia totalizam apenas 100 calorias. Como você normalmente vai utilizar de quatro a oito pacotinhos diariamente, a ingestão calórica não será significativa.

55 **Fique longe das dietas da moda**. Quase todo dia se ouve falar de uma nova: dieta da lua, dieta do astronauta, dieta do abacaxi, entre outras. **Elas podem ajudar a perder peso rapidamente, mas o preço pode ser alto**. Dietas pobres em carboidratos (aquelas que mandam você comer muita carne e cortar o pão) podem causar cansaço extremo e dores de cabeça. Pior do que isso, a maior parte do peso que você perde é água, o qual é prontamente recuperado quando você desiste da dieta.

Existem também as dietas que consistem em grandes quantidades de um ou dois tipos de alimentos. Elas não fazem bem ao corpo porque não fornecem todos os nutrientes de que ele precisa. Até dietas prontas relativamente nutritivas não ajudam muito a longo prazo, pois você não estará adquirindo novos hábitos alimentares com comida normal. Antes de experimentar uma dieta da moda, pergunte-se:

- Vou ser capaz de seguir a dieta por mais de algumas semanas?
- É nutritivo?
- A dieta se adapta ao meu estilo de vida?

Lembre-se: a única maneira de emagrecer permanentemente é aprender novos hábitos de alimentação que você possa praticar durante toda a vida.

56 **Ataque os principais culpados**. Na maioria das vezes, as pessoas exageram com **molhos de salada, margarina, queijo, carnes gordas, leite integral, batatas fritas, salgadinhos, galinha frita, ovos e manteiga.** Corte-os totalmente ou reduza significativamente a quantidade e você estará no caminho certo para perder peso.

57 A soja é um dos alimentos com maior teor de proteínas e dos menos pobres em gordura que existem. A produção aumenta a cada ano, e todo dia inventam-se novas formas de utilizar a soja para fazer alimentos com sabor agradável. **Os grãos de soja,** encontrados principalmente em lojas de comida natural, quando adicionados a outros alimentos, **tornam-se altamente nutritivos e têm gosto e textura semelhantes aos da carne, com a vantagem de não possuir nenhum grama de gordura**.

58 Faça com que, no mínimo, metade de suas calorias diárias venha de carboidratos complexos. Pães, massas, cereais, grãos e vegetais são carboidratos complexos de que seu corpo precisa. **São os altamente calóricos carboidratos simples – como os doces – que você deve evitar. Carboidratos complexos fornecem ao corpo a energia necessária para as tarefas diárias**.
Evidentemente, a energia também pode vir das proteínas e da gordura, mas seu corpo queima calorias mais rapidamente com uma dieta rica em carboidratos. Seis ou mais porções ao dia é o suficiente.

59 Você pode economizar centenas de calorias bebendo refrigerante dietético em vez do comum, além de estimular a também cortar o açúcar em outros tipos de alimentos.
Uma pesquisa comparou pessoas que beberam 3 latas de refrigerante *diet* diariamente, durante três semanas, com pessoas que ingeriram a mesma quantidade de refrigerante comum. As do primeiro grupo ingeriram menos doces, enquanto as que beberam refrigerante comum comeram muito mais alimentos ricos em açúcar e gordura. **Os pesquisadores concluíram que a escolha de alimentos dietéticos pode influenciar todo um conjunto de atitudes em relação ao próprio corpo**.

60 **Cuidado com os sucos**. Eles podem não ser tão inofensivos quanto parecem e, geralmente, **possuem mais calorias do que a fruta em si**.
Por exemplo, uma laranja de tamanho médio contém muito menos calorias do que um suco feito com quatro laranjas. Em vez do suco de laranja, prefira a fruta inteira. É melhor dividi-la em pedaços e conservar a película branca que vem logo abaixo da casca. Assim, você também aproveitará as fibras, muito importantes para o organismo.

61 **Conheça os grupos alimentares**. Isso o ajudará a planejar sua dieta de forma balanceada. Hoje em dia, de acordo com o Departamento de Agricultura dos Estados Unidos, **existem seis grupos alimentares**. Uma dieta saudável deve incorporar alimentos de todos os grupos:

GRUPO 1: Grãos, pães e cereais fornecem fibras, vitaminas e minerais. Bastam 6 a 11 porções diárias de alimentos como arroz, massas, pão, aveia e outros. Um exemplo de porção é uma fatia de pão ou meia xícara de arroz.

GRUPO 2: Os vegetais contêm muitos nutrientes. Coma de 3 a 5 porções ao dia. Uma porção equivale, por exemplo, a uma batata média, uma xícara de cenouras ou um prato médio de salada. Certifique-se de incluir uma grande variedade de vegetais. Você precisa também de vegetais verde-escuros, como brócolis, espinafre e agrião. Os vegetais amarelos e alaranjados, como a cenoura, também devem entrar no cardápio.

GRUPO 3: As frutas são uma boa fonte de vitamina C e de outras vitaminas e minerais. Coma de 2 a 4 porções diárias. Uma porção é equivalente a uma fruta de tamanho médio ou ¾ de copo de suco de frutas. Inclua uma boa quantidade de frutas cítricas (como a laranja ou o abacaxi).

GRUPO 4: Carnes, peixes, aves, ovos, leguminosas (feijões, ervilhas, nozes, castanhas e amêndoas) e sementes são boas fontes de proteína, além de fornecerem vitaminas e minerais. De 2 a 3 porções diárias.

GRUPO 5: Derivados do leite são boas fontes de proteína, cálcio (especialmente recomendado em idade de crescimento e para mulheres, na prevenção de osteoporose) e outros minerais e vitaminas. Bastam 2 porções de leite, iogurte ou queijo. Uma porção equivale a uma xícara de leite ou iogurte ou a uma fatia de queijo.

GRUPO 6: Gorduras, doces e álcool têm alta taxa de calorias. Podem ser tentadores, mas são pobres em nutrientes e devem ser consumidos com moderação.

Se você suprimir algum desses grupos em um dia, compense no dia seguinte. As escolhas que incluir em sua dieta durante um período de tempo determinado devem se complementar em um padrão alimentar saudável.

62 **Torne-se um vegetariano duas vezes por semana.** Estudos realizados no Instituto de Pesquisa de Medicina Preventiva da Sausalito, na Califórnia, concluíram que a dieta vegetariana, inicialmente recomendada para ajudar a desbloquear as artérias de pacientes que sofriam de arteriosclerose, também levava ao emagrecimento. Trata-se de um resultado inesperado, pois a maioria desses pacientes estava comendo *mais* do que antes. O fato pode ser explicado da seguinte forma: uma barra de chocolate e um prato cheio de brócolis frescos têm aproximadamente o mesmo número de calorias. A diferença é que, após comermos o chocolate, não nos sentimos fartos, o que não acontece com os brócolis. Porém, você não precisa ser um vegetariano radical para perder peso. Pode começar substituindo a carne em apenas duas refeições por semana, usando vegetais cortados (berinjela, cogumelo ou pimentão) em vez de carne e macarrão. Pode também encher de vegetais uma tigela onde seria colocada carne moída. Outra sugestão é experimentar feijão vermelho com arroz integral, em lugar do feijão com carne. **Duas refeições vegetarianas poderão poupar 550 ou mais calorias por semana,** o que equivale a, aproximadamente, 5 kg em 16 meses.

63 Muitas pessoas incluem em sua dieta, predominantemente, alimentos sem gordura ou com baixo teor de gordura. Só que, infelizmente, muitos desses alimentos apresentam um número elevado de calorias. Por isso, essas pessoas tomam a indicação de pequena quantidade de gordura como sinal de que podem comer à vontade, o que não vai ajudar nem um pouco na perda de peso.
Uma solução é adotar a regra da substituição um-por-um. Por exemplo, **quando substituir um doce usual por um com pouca gordura, coma a *mesma* quantidade, não uma quantidade maior dele.** Se você reduzir uma porção diária de quatro biscoitos sem gordura (200 calorias) para dois (100 calorias), ou evitar uma segunda bola de sorvete *diet* (100 calorias)**, poderá perder 5 kg em 10 ou 12 meses.**

64 Uma das grandes barreiras ao emagrecimento é o costume de beliscar depois do jantar. Se o seu dia de trabalho foi complicado ou teve problemas com os filhos, pode ser que venha a comer mais do que o normal para aliviar a tensão. **Planeje sua noite de maneira que se mantenha afastado**

das tentações – por exemplo, entre em um curso noturno ou faça uma caminhada. Se não conseguir deixar de comer, experimente alimentos com baixo teor calórico, como certas frutas.

65 **Nunca use maionese em seu sanduíche**. Procure opções menos calóricas, como mostarda ou iogurte natural desnatado. **Esqueça a manteiga também, pois 80% de sua composição é gordura**. Prefira as margarinas *light*, mas utilize com moderação.

66 Alimentos empanados são um dos vilões que ameaçam qualquer dieta. O bife à milanesa, por exemplo, é coberto com uma mistura de farinha e ovos, o que já adiciona calorias. O bife frito tem quase 5 vezes mais calorias do que o simplesmente grelhado. Além disso, **a gordura aumenta a produção dos radicais livres, que causam o envelhecimento precoce.**

67 **Alimentos embutidos, como salames, mortadelas, salsichas e presuntos oferecem dois perigos**. O primeiro é a quantidade de calorias, muito maior do que a presente em carnes frescas. O outro é a presença de substâncias e aditivos químicos que dificultam a digestão, fazendo o organismo produzir toxinas que aceleram o envelhecimento.

68 Existem muitos alimentos comuns em seu cardápio diário que possuem uma quantidade de calorias bem superior ao número recomendado em um regime para perda de peso. A questão é: como deixar de utilizar certos alimentos que sempre estiveram presentes em sua mesa, sem sentir privação até se adaptar aos novos hábitos? Utilize a substituição alimentar! **Muitos alimentos têm similares**

menos calóricos que você pode introduzir lentamente em sua dieta, sem deixar o prazer de lado na hora das refeições. Alguns exemplos encontram-se na tabela abaixo. Usando um pouco de bom senso e disposição para ler sobre o assunto, você encontrará substitutos para outros alimentos, até formar uma lista personalizada.

EM VEZ DE **SUBSTITUA POR**

Achocolatado comum (1 colher de sopa) 43 calor**ias**
Achocolatado diet (1 colher de sopa) ***17 calorias***

Pão francês (1 unidade) **135 calorias**
Pão integral (1 fatia) ***70 calorias***

Salame (1 fatia) **20 calorias**
Peito de peru defumado (1 fatia) ***10 calorias***

Maionese comum (1 colher de sopa) **107 calorias**
Maionese light (1 colher de sopa) ou Mostarda ***50 calorias***

Batata-doce cozida (1 unidade – 70g) **73 calorias**
Batata inglesa (1 unidade – 70g) ***56 calorias***

Leite integral (1 copo) **154 calorias**
Leite desnatado (1 copo) ***90 calorias***

Iogurte natural integral (1 copo) **154 calorias**
Iogurte natural desnatado (1 copo) ***73 calorias***

Requeijão comum (1 colher de sopa) **75 calorias**
R*equeijão light (1 colher de sopa)* ***45 calorias***

Margarina comum (1 colher de sopa) **36 calorias**
Margarina light (1 colher de sopa) ***18 calorias***

Queijo catupiry (1 colher de sopa) **63 calorias**
Queijo cottage (1 colher de sopa) ***21 calorias***

Queijo parmesão (1 fatia) **101 calorias**
Queijo branco (1 fatia) ***62 calorias***

Pizza de quatro queijos (1 fatia) **370 calorias**
Pizza de mussarela (1 fatia) ***289 calorias***

69 De acordo com pesquisadores americanos, **ingerir alimentos com alta concentração de amido (massas, arroz branco, doces, etc.) causa reações químicas no organismo que estimulam o apetite**, mesmo quando o estômago está cheio. O amido, em contato com a saliva, é transformado em glicose. O pâncreas então libera insulina, o hormônio que atua no metabolismo facilitando a entrada de açúcares nas células. Dessa forma, os níveis de glicose do sangue caem, fazendo voltar a vontade de comer. Para evitar esse tipo de reação, prefira os amidos ricos em fibras, como cereais de trigo e feijão. Como as fibras ajudam você a se sentir satisfeito (ver dica nº 1), ajudam a enganar a fome provocada pelo excesso de amido.

70 **Torradas não são inofensivas à dieta**, pois têm tanto fermento quanto o pão e também engordam. O número de calorias entre um e outro é praticamente o mesmo. Outro problema é que 100 g de pão correspondem a aproximadamente 4 fatias de pão de forma, enquanto a mesma medida de torradas equivale a menos de 3 fatias. Significa que, quando você come torradas, ingere menos volume, porém maior concentração de calorias.

71 **A combinação de vegetais (como brócolis e couve-flor) ou grãos (milho, feijão e lentilha) com carboidratos (pão, arroz, massas) provoca gases no intestino que fazem aumentar o tamanho da barriga**. O mesmo acontece quando é ingerida grande quantidade de açúcar. Os gases resultam da fermentação provocada por algumas bactérias que vivem no intestino e se beneficiam dessa mistura. Mesmo sendo temporário esse problema – dura aproximadamente duas horas, tempo que os alimentos levam para ser digeridos – o aumento de volume da barriga pode incomodar.

72 Hoje em dia, a idéia de que o macarrão e outros alimentos pertencentes ao grupo dos carboidratos (massas, raízes e tubérculos) são os grandes inimigos das dietas é considerada errada. Já se sabe que os maiores culpados no excesso de peso são as gorduras. Portanto, **não sinta culpa ao comer um prato de macarrão ou uma porção de salada de batata**. Desde que em pequena quantidade e livres de molhos gordurosos, esses alimentos podem perfeitamente fazer parte de sua dieta.

73 Esconder o verdadeiro sabor dos alimentos é um péssimo hábito. Por exemplo, colocar açúcar no suco de laranja ou sobre frutas, ou encher de *catchup* o prato de comida deve ser evitado. Redescobrir os aromas e gostos dos alimentos não é tarefa fácil, mas é compensadora a longo prazo. **Faça um esforço para aprender a distinguir o sabor original e identificar os temperos**. Assim, você não só se obrigará a comer devagar e tranqüilamente, mas também conseguirá treinar o paladar e descobrir do que realmente gosta.

74 **Um grande número de ervas tem sido usado tradicionalmente como ajuda no processo de perda de peso**. Faz parte do conhecimento adquirido por nossos antepassados e utilizado hoje em dia como uma parte importante da medicina natural. Você pode encontrar uma extensa variedade de ervas, disponíveis em cápsulas ou na forma de tintura em lojas de produtos naturais. Muitas das ervas silvestres locais ou do seu próprio jardim poderão ser incorporadas em suas refeições ou ser preparadas em forma de chá, como parte do seu programa de emagrecimento. A bardana e a raiz de dente-de-leão estimulam a produção da bílis, estimulando a decomposição da gordura no corpo. As sementes da erva-doce são agradavelmente doces e ajudam a conter o apetite, estabilizando os níveis de açúcar do sangue. A salsa é rica em sabor e nutrientes, além de ajudar a prevenir a retenção de líquido. A canela e o gengibre são exemplos de ervas conhecidas como "termogênicas", pois ajudam o corpo a produzir calor e queimar calorias.

75 **Cozinhe para a sua família, não para um exército.** Pare de superalimentá-los, mesmo utilizando opções pouco calóricas, como frango grelhado. **Na maioria das vezes, você e sua família comem demais e sem perceber**, porque estão habituados à farta quantidade na hora das refeições ou não querem desperdiçar alimento nem guardar sobras. Reduza as porções aos poucos até descobrir a quantidade que agrade a todos. Então, você poderá ter uma agradável surpresa: em muitos casos, é possível que todos fiquem satisfeitos com apenas uma porção para cada pessoa.

76 **Planeje suas refeições com uma certa antecedência.** Uma geladeira vazia após um dia estressante é meio caminho para pedir uma pizza. Pessoas que emagreceram e que conseguem manter o peso não se alimentam ao acaso. Muitas delas planejam seus cardápios com uma semana ou mais de antecedência. Outras até cozinham antes, congelando as refeições da semana em recipientes individuais.

77 Quantas vezes você já sentiu aquela fome fora de hora, principalmente à noite? E quantas vezes, nesses momentos, recorreu a alimentos pouco saudáveis e teve sensação de culpa depois? **Faça uma tentativa e troque os salgadinhos hipercalóricos e carentes de nutrientes por uma alternativa inteligente.** Experimente as "baby carrots": mini-cenouras, lavadas, descascadas e prontas para o consumo, vendidas na maioria dos grandes supermercados. Crocantes e no tamanho certo, podem suprir sua necessidade de alimento e ajudar na manutenção do peso. Evidentemente, seu gosto não tem o apelo dos salgadinhos atraentemente coloridos e cheios de sabor químico. Se você pensar, porém, nos imensos benefícios que uma troca como essa pode proporcionar ao seu corpo, o esforço certamente compensará. Além de ser rica em fibras e nutrientes e não conter gordura nem colesterol, a cenoura ajuda a fortalecer o sistema imunológico e é excelente fonte de vitamina A, essencial para manter a integridade das células, principalmente de dentes, olhos, unhas cabelos e pele.

78 **Se você toma o café da manhã muito cedo, coma alguma coisa na metade da manhã, aproximadamente duas horas antes do almoço.** Escolha à vontade, desde que seja uma opção saudável, como uma fruta ou um iogurte. Assim, você não estará faminto no almoço e vai se satisfazer com uma quantidade menor de alimento.

79 **Aproximadamente 30 minutos antes de cada refeição, enquanto estiver de dieta, beba um copo ou uma xícara de água, chá ou alguma bebida não calórica.** Este truque é incrivelmente útil para causar a sensação de saciedade e diminuir a angústia da fome. Tente e verá que vai se sentir satisfeito comendo menos.

80 Você pode provar os alimentos proibidos em sua dieta, mas evite comê-los. **Não há necessidade de negar a si mesmo o gosto de algo que ache particularmente delicioso**, pois você estará ingerindo somente uma fração das calorias de uma porção. Por exemplo, em uma festa você pode experimentar 1 salgado-aperitivo pequeno, de modo a não decepcionar seu anfitrião, mas se comer um atrás do outro sempre que a bandeja passar, irá facilmente consumir mais de 1000 calorias antes mesmo que o jantar comece.

81 **Limite a tempo a quantidade de alimento que coloca no prato, particularmente quando estiver fazendo um lanche.** Se não conseguir resistir aos biscoitos, coloque uma ou duas unidades (pequenas) em seu prato e guarde o restante. Invariavelmente, se você deixar os biscoitos, ou queijo, ou outras comidas saborosas na sua frente, há uma boa chance de você ingerir uma bela quantidade de calorias que poderia evitar – freqüentemente sem se dar conta disso.

82 Goma de mascar pode ajudar a controlar a fome. **Quando estiver com intenção de comer um lanche repleto de calorias, experimente mascar um chiclete. A vontade de comer poderá passar**. Há várias marcas no mercado, escolha a que achar mais agradável, desde que não contenha açúcar. Balas *diet* também poderão servir.

83 Aproveite as opções pouco calóricas dos derivados do leite. Leite desnatado, queijo *cottage* e outros de baixa caloria e iogurte natural desnatado são alguns dos produtos que devem ser considerados como grande ajuda na redução e manutenção do peso. Esses alimentos têm teor relativamente baixo de calorias, levando-se em conta seus elementos nutritivos. **Cada vez que você bebe um copo de**

leite desnatado (90 calorias) em vez de leite integral (154 calorias), economiza 64 calorias, sendo essa diferença constituída principalmente por gordura.

84 Antes de ir ao supermercado, faça uma lista de compras, privilegiando alimentos saudáveis e frutas da estação e, quando estiver lá, coloque na cesta apenas os itens que estão na lista. **Nunca faça as compras se estiver com fome**. O melhor momento é depois de uma refeição e quando estiver relaxado, a fim de não sucumbir às tentações atraentes e calóricas que recheiam as prateleiras.

85 **Se você simplesmente não consegue passar sem alguns dos seus alimentos preferidos, mas altamente calóricos, utilize-os com bom senso e prefira aqueles que dão mais sabor.** Reduza significativamente a freqüência com a qual os coloca em seu cardápio. Quando conseguir ficar um período mais prolongado sem eles, então você pode se recompensar, mas em quantidade pequena. Por exemplo, uma simples fatia de bacon pequena é suficiente para dar sabor a ovos ou a uma batata.

86 **Faça de cada lanche um bônus nutricional, um presente para o seu corpo**. Frutas cítricas fornecem vitamina C. Queijos, iogurte e leite são fontes de cálcio, mas prefira as variedades com baixo teor de gordura. Vegetais crus oferecem vitaminas, minerais e fibras.

87 **O cacau em pó tem muito menos gordura do que o chocolate sólido** que pode ser substituído na maioria das receitas de sobremesa, sem alteração substancial do sabor. Pode ser usado também como cobertura para sobremesas leves feitas com iogurte desnatado e frutas.

88 Quando for a uma festa, faça um plano de ação. Pense com antecedência o que poderá fazer para não estragar seus hábitos saudáveis. Coma, por exemplo, alguma fruta ou tome um copo de leite desnatado antes de ir à festa, a fim de diminuir seu apetite e se controlar melhor. Não passe fome o dia inteiro achando que economizará calorias. Não funciona assim, porque a fome pode acabar com qualquer força de vontade.

Alimentar-se corretamente antes de uma festa ajuda a manter o controle. Assim, mesmo que você fique diante de seus pratos favoritos, a tentação não será tão grande.

89 Quando estiver fazendo suas refeições, utilize qualquer recurso para diminuir o ritmo com o qual você come. Por exemplo, **se você é destro, use sua mão esquerda, e vice-versa. Isso o forçará a adquirir o hábito de comer devagar e a pensar no que está colocando na boca.** Uma vez tendo aprendido e se acostumado, será uma prática saudável que conservará para sempre.

90 **Leve sempre consigo uma garrafinha cheia de água filtrada. Sempre que sentir fome, tome um ou mais goles. Às vezes, uma sensação de fome é, na verdade, seu corpo que está reclamando água.** Isso funciona muito bem, por exemplo, quando você está em sua escrivaninha ou trabalhando no computador, pois ajuda a conter o apetite. Além disso, será mais fácil completar sua cota diária de ingestão de água.

91 Ao fazer compras, verifique com cuidado os rótulos dos produtos. Muitos alimentos industrializados ou semiprontos contêm muita gordura, açúcar e sal. Com um pouco de atenção, é possível escolher opções mais saudá-

veis sem comprometer o orçamento.
Certifique-se de que os alimentos enlatados e cereais integrais não tenham adição de sal ou açúcar.
No caso de frutas enlatadas, procure levar aquelas preparadas com água ou suco natural.
Prefira sempre os alimentos naturais aos enlatados, embutidos e refrigerantes, estes contêm muitos aditivos químicos que podem prejudicar seu organismo. Para eliminar essas toxinas, faça de vez em quando uma dieta de desintoxicação.

92 Contrariamente ao que muitas pessoas acreditam**, a batata não tem tantas calorias, nem pode acabar com uma dieta**. Evidentemente, ela não deverá ser frita ou servida com molhos gordurosos, pois, embora seja um alimento saudável, deixará de ser aproveitada como um importante apoio em um programa de emagrecimento.
Você pode utilizar a batata para compor uma refeição que certamente o deixará satisfeito. Faça-a assada, no forno convencional ou no microondas. Prefira coberturas e acompanhamentos práticos e pouco calóricos, como iogurte natural desnatado, cebolinha, brócolis e outros vegetais de que goste.
Se possível, prepare a batata com a casca, pois ela contém muitos nutrientes.

Dicas sobre exercícios

93 **Caminhe, no mínimo, 30 minutos diariamente.** Uma caminhada acelerada de meia hora consome, em média, 150 calorias e será ainda mais eficiente se combinada com um cardápio balanceado. Exercícios como esse aumentam o gasto energético e, se praticados regularmente, diminuem a percentagem de gordura corporal.

Impor um ritmo mais forte à caminhada pode torná-la tão eficiente quanto a corrida, com a vantagem de diminuir a chance de lesões, pois o impacto é menor.

Escolha locais com pouco trânsito e longe da poluição. Beba água antes e depois do exercício. Use roupas leves.

94 **Apenas movimentando o corpo, já há queima de calorias. Maximize esse potencial fazendo pequenas coisas ao longo do dia.**

Se você mora em um prédio, use a escada em vez do elevador. Se o seu andar for muito alto, pare três andares antes e faça o resto do percurso pela escada.

Compre uma longa extensão para o seu telefone (ou use um telefone sem fio) e ande pela casa enquanto conversa.

Quando sair a pé, escolha a rota mais longa possível até o seu destino (mas não se atrase!).

Quando for de carro a algum lugar, estacione-o o mais longe possível de onde deseja ir.

Brinque com seus filhos. Isso vai fazer você se mexer e eles irão adorar!

95 Não pode ir a uma academia de ginástica? **Saiba que as atividades domésticas também podem ser eficientes na queima de calorias.** Enquanto você está trabalhando, o corpo consome mais energia. Se o gasto for superior à quantidade de calorias ingerida, você emagrecerá. Mesmo aquelas atividades que aparentemente não exigem qualquer

esforço também contam. Algumas podem tornar-se até mais interessantes se levarmos em conta o gasto energético associado.
Veja na tabela abaixo quantas calorias você poderá gastar hoje:

ATIVIDADE	CALORIAS / HORA
Lavar carro	552
Lavar roupa	489
Limpar chão	481
Passar aspirador	481
Lavar janelas	473
Cortar grama	426
Pintar parede	284
Dançar	168
Cozinhar	115
Jogar cartas	90
Ficar sentado	61
Ficar deitado	53
Dormir	42

96 **Quer fazer um exercício que misture luta com dança, em que você pode definir a musculatura e perder o excesso de calorias sem ter de carregar pesos? Comece a praticar capoeira!**
Os benefícios são muitos: aumento da força, correção de postura, flexibilidade, agilidade, equilíbrio, coordenação motora e, claro, perda de quilos indesejáveis. Você ainda aprenderá a ter autoconfiança e a conhecer mais o próprio corpo.
Lembre-se de obter a aprovação de um médico antes de iniciar qualquer tipo de exercício, principalmente por causa dos problemas na coluna.

97 **Se você decidir entrar em uma academia de ginástica, procure uma que se adapte ao seu estilo.** Visite todas as dependências e verifique as condições que cada uma oferece. Certifique-se de que os professores tenham a formação adequada. Uma boa academia deve contar com um departamento médico, onde cada aluno é avaliado periodicamente, além de receber orientação dietética de um nutricionista. Não se esqueça do alongamento e aquecimento antes e depois da aula. O mais importante é a dedicação e a disciplina, só assim você vai obter os resultados que deseja.

98 Para perder aqueles quilos a mais na região da barriga, apenas exercícios abdominais não são suficientes, principalmente se feitos de forma inadequada. A ginástica localizada pode até deixar os músculos mais rígidos, mas não tem efeito sobre a perda de volume de gordura. **Para que o excesso de peso seja eliminado, o que realmente funciona é combinar uma dieta balanceada, indicada por um profissional, com uma atividade aeróbica – aquelas que provocam grande perda de calorias – como natação, corrida, ginástica aeróbica ou dança.**

99 **Andar de patins, além de ser divertido, pode ser um ótimo exercício para ajudar na perda de peso.**
Patinar modela o corpo e fortalece os músculos das pernas, deixando-os mais definidos; melhora o desempenho cardiovascular e substitui algumas atividades aeróbicas, como a corrida; trabalha os músculos de uma maneira menos traumática sem perder a flexibilidade.
Mais do que um esporte, é lazer. Pratique-o com cuidado e prudência e não se esqueça dos equipamentos de proteção.

100 Quem vive procurando desculpas para não se exercitar

deveria exercitar primeiro a força de vontade. Nada se consegue sem um mínimo de esforço.
Se você reclama de falta de tempo, dê uma boa olhada em sua agenda e verá que não é impossível obter 40 minutos por dia, quatro vezes por semana.
Não diga para si mesmo que tem preguiça. Ela gera um círculo vicioso que torna difícil o começo de qualquer atividade.
Acha que gravidez é um pretexto para não fazer exercícios? Uma atividade física adequada pode ajudar muito a gestação, diminuindo edemas e melhorando a circulação sangüínea da mãe e a do bebê.
Quem se queixa de dores nas costas, por exemplo, deveria saber que a maioria das dores na coluna pode ser diminuída ou evitada com alongamentos e exercícios específicos.
Não deixe para começar na segunda-feira. O momento para iniciar qualquer atividade e melhorar sua qualidade de vida é agora.

101 A musculação é o melhor exercício que existe para modificar a constituição do corpo. Exercícios com pesos aumentam a massa muscular. **Quanto mais músculo você tiver, mais calorias seu corpo vai queimar em repouso**, pois músculos são tecidos metabolicamente ativos e requerem calorias para se manterem.
Ainda que você não queime muita gordura durante uma sessão de musculação, queima bastante *depois* dela, devido ao aumento do uso de ácidos graxos durante o período de recuperação.

102 **No frio, a queima de calorias aumenta, porque o organismo tem de produzir calor para manter a temperatura.** Assim, banhos frios são recomendados como uma forma de complementar o programa de emagrecimento. Da mesma forma, aconselha-se a prática de exercícios em ambientes frescos e ventilados, de preferência em ambiente aberto e de manhã, quando a temperatura é mais amena. Além disso, você terá a possibilidade de elevar seu metabolismo logo nas primeiras horas do dia. **Evite lugares quentes e use roupas frescas e leves que não conservem o calor.**

103 Sua bicicleta ficou esquecida num canto da garagem? Está na hora de tirar o pó e aproveitar o que ela pode fazer por você. Andar de bicicleta, antes de tudo, é um exercício agradável e sadio e é capaz de fazer maravilhas pelo seu corpo.

O ciclismo proporciona atividade aeróbica, que queima calorias, aumenta a oxigenação e fortalece os músculos das pernas, coxas, nádegas, costas, peito e abdome.

O melhor lugar para andar é em lugares planos, com pouco trânsito e sem poluição.

Comece pedalando 30 minutos, três vezes por semana. Então, inclua trajetos mais difíceis e aumente o tempo do exercício, mas não exagere. Aumente gradativamente o nível de dificuldade e respeite sua capacidade de resistência.

Antes de iniciar, consulte um médico, pois exercícios como esse não são recomendados para pessoas com pressão alta, distúrbios cardíacos e problemas da coluna.

104 Dançar é uma das atividades que mais dão prazer, principalmente porque consegue transformar exercício em uma maneira de cuidar do corpo e fazer bem à cabeça. **A dança fortalece a musculatura, desenvolve o potencial criativo e proporciona momentos de grande bem-estar**.

Deixe a timidez de lado, solte o corpo e entregue-se ao ritmo da música. Experimente a fluidez dos movimentos, como se

estivesse flutuando. Mantenha uma boa postura, os joelhos e braços relaxados.
Se não souber dançar, procure uma academia ou curso de dança. Procure arranjar um parceiro que tenha os mesmos objetivos. Além de se divertir, você ainda vai perder os quilos extras.

105 **Caminhe ou ande aceleradamente,** mas lembre-se de que, durante a corrida, é comum o cadarço do tênis se desamarrar e, se você não perceber, poderá tropeçar e se machucar. Para manter os tênis amarrados use este truque: molhe o nó do cadarço antes de iniciar a atividade. Isso o manterá firme por muito mais tempo.

106 Mais de 80 000 pessoas no Brasil já se tornaram adeptas de um esporte que veio da Inglaterra: o *squash*.
O *squash* é jogado em uma quadra fechada, e dois jogadores, munidos de raquetes especiais, se revezam em golpear uma bolinha de borracha que pode atingir 150 km/h.
Toda essa energia estimula o metabolismo e faz emagrecer – **uma partida de squash, de meia hora, queima cerca de 300 calorias**, tanto quanto uma hora de tênis ou 45 minutos de corrida ou aeróbica.
Praticado regularmente, também melhora o condicionamento físico e ajuda a modelar o corpo, pois trabalha principalmente pernas, braços e glúteos, além de dar maior flexibilidade e agilidade ao corpo.
Como é um esporte que exige bastante do atleta, recomenda-se consultar um médico antes de começar, pois é contraindicado para quem tem problemas cardíacos, de coluna ou nas articulações.

107 **Quando viajar ou fizer algum programa diferente**

no fim de semana, não diminua seu ritmo. Claro que você não vai deixar de descansar e se divertir, até porque precisa dar uma aliviada nos problemas do trabalho e da sua vida diária. No entanto, diversão também pode ser sinônimo de atividade. Se estiver na praia, por exemplo, prefira caminhar, nadar, jogar vôlei e frescobol a ficar deitado ao sol o tempo todo. Troque a cerveja por sucos ou água. Convide um amigo para fazer exercícios com você. Assim um incentiva o outro. Privilegie programas mais ativos à noite, como sair para dançar em vez de ir a restaurantes.

108 **Tenha em mente que a prática de uma atividade física é a única maneira saudável de aumentar a queima de calorias, diariamente**. Primeiro, porque não apresenta riscos comparados aos de alguns remédios para emagrecer, que se valem de recursos químicos para forçar seu corpo a ter um gasto energético maior. E depois, além de fazerem emagrecer, os exercícios melhoram a circulação, a respiração e o condicionamento físico, fazendo todo o corpo trabalhar e ficar mais disposto.

109 **Investir em exercícios é muito melhor do que passar a vida toda controlando a fome e ingerindo quantidades pequenas de alimentos**, muitas vezes com pouca qualidade. Seguir dietas rígidas, principalmente as da moda e os regimes exóticos estampados em capas de revistas até fazem você emagrecer, mas não se esqueça de que eles podem ser perigosos à saúde, e quanto mais longo for o período piores os prejuízos.

110 Se você não faz exercícios e fica muito tempo sentado no trabalho ou em casa, provavelmente tem um abdome flácido. **Você pode tornar mais firme seus músculos**

abdominais com exercícios simples que podem ser feitos em qualquer lugar.

Fique em pé ou sentado, mas mantenha a postura ereta, contraia seu estômago e segure o quanto conseguir. Relaxe lentamente o estômago. Faça várias repetições. Como esse exercício requer apenas alguns minutos por dia e pode ser feito no local de trabalho, você não terá mais desculpas para começar a trabalhar seus abdominais.

111 Comece a correr atrás da boa forma. Por ser um exercício aeróbico, **a corrida faz queimar muitas calorias, se praticada por mais de 30 minutos seguidos, além de fortalecer o coração e aumentar o fôlego.** Esse exercício também fortalece principalmente a coxa e a batata da perna. Se você é principiante, pode começar intercalando 10 minutos de caminhada com 3 minutos de corrida. Vá aumentando lentamente o tempo de corrida, sempre respeitando sua capacidade. Comece depois a fazer distâncias mais longas caminhando menos.

Não se esqueça de consultar um médico, preferencialmente especializado em medicina esportiva, antes de iniciar. Ele provavelmente vai verificar se seu coração apresenta algum impedimento para esse tipo de atividade e ainda pode prescrever um esquema de corrida/caminhada personalizado.

112 **A natação é considerada por muitos como o esporte mais completo que existe. É ótima porque mexe com o corpo todo e ainda aumenta o condicionamento físico geral e ajuda a emagrecer.** Nadar trabalha ombros, braços, músculos peitorais, abdome e melhora a flexibilidade. Procure variar a modalidade e experimentar os quatro estilos (*crawl*, costas, peito e borboleta).

O exercício ainda ajuda a corrigir a postura e, por isso, tam-

bém é recomendado para quem tem algum desvio na coluna, como cifose ou lordose.
Você pode treinar 45 minutos, três vezes por semana e, em seis meses, já notará os resultados.

113 Pesquisas recentes concluíram que um programa de exercícios para perda de peso deve incluir, no mínimo, 20 minutos por dia, três vezes por semana, com intensidade e duração suficientes para queimar 300 calorias por sessão. Os exercícios aeróbicos encaixam-se perfeitamente nessas exigências. **Caminhar, correr, nadar, andar de bicicleta e atividades como essas que requerem esforço intenso e constante – são os que mais queimam calorias**.
Além disso, fazem você relaxar. O estresse é uma causa comum de compulsão alimentar. Portanto, aliviá-lo é um passo na direção certa.

114 Não há necessidade de se adquirirem roupas e equipamentos caros para entrar em forma. O objetivo deve ser o conforto e a eficiência, não o visual ou a última palavra em aparelhos de ginástica. **Você poderá gastar apenas o necessário para comprar um bom par de tênis e roupas esportivas confortáveis.**
Não faça da falta de um guarda-roupa inteiro voltado à moda esportiva uma desculpa para não se exercitar. Simplesmente vista o que estiver à mão e for mais adequado e comece a se mexer.

115 **Fazer exercícios em uma academia, ao invés de correr ou andar por conta própria, tende a fazer com que se exercite mais**. Esteiras, bicicletas ergométricas, simuladores de remo e equipamentos como o *stepper*, fazem seu corpo se envolver mais na atividade. Além disso, muitas pessoas acham que a visão de várias pessoas se exercitando aumenta seu nível de energia e motivação.

116 Seja realista quanto aos seus objetivos. Se você é uma daquelas pessoas que está pronta e disposta a começar um sério esforço em relação a exercícios, lembre-se: Roma não foi construída em um dia, muito menos os músculos de seu corpo. **Se o único exercício que você faz é correr até a geladeira, não espere ser capaz de completar uma maratona amanhã. Comece devagar.** Faça o quanto conseguir e pare quando estiver cansado ou sentir dores.

117 **Não se engane com a redução do peso no final de uma sessão de exercícios. Essa diferença representa a quantidade de líquido perdido com a atividade, e não o peso perdido em forma de gordura.** O líquido precisa, então, ser reposto, mas para evitar a desidratação, e não para compensar a quantidade de calorias gastas durante o exercício, pois a água não tem valor calórico. Os especialistas recomendam a ingestão de 400 a 600 ml de água, 20 minutos antes do início da atividade física, sem esquecer a reposição de água durante a atividade. A hidratação é importante, pois aumenta a eliminação de suor, evitando grandes elevações da temperatura interna durante o exercício. Portanto, se você fizer uma dieta balanceada aliada à prática de atividade física, a perda de peso e gordura corporal vai acontecer de qualquer forma.

118 **Controle a intensidade na hora da atividade física.** Se for leve demais, o exercício não terá efeito. Se for exagerada, pode haver conseqüências desagradáveis e até perigosas. Isso quer dizer que não adianta caminhar no shopping parando a cada minuto para olhar as vitrinas. Por outro lado, correr em uma subida (se você não estiver preparado para isso) poderá causar falta de ar, taquicardia, cãibra e desmaios. Respeite o limite do seu corpo.

119 A freqüência da atividade é muito importante e é ela que vai determinar o seu nível de condicionamento físico. Se você jogar futebol, correr, nadar ou praticar qualquer outro esporte apenas de vez em quando, corre o risco de ter lesões causadas por falta de preparo físico. **É impossível emagrecer, entrar em forma, modelar o corpo ou melhorar a coordenação se mexendo uma ou duas vezes por mês**. A freqüência mínima é de três vezes por semana.

120 Faça da água uma aliada no seu caminho para a boa forma. **A hidroginástica é uma atividade física completa, que combina exercícios aeróbicos e localizados**. Perfeita para o verão, essa atividade refrescante e relaxante faz com que os músculos trabalhem para vencer a resistência da água, deixando o corpo firme e fazendo você perder muitas calorias. Por diminuir o peso corporal, o exercício dentro d'água diminui o impacto sobre as articulações, o que reduz significativamente o risco de lesões. Além dos benefícios indiscutíveis na luta contra o excesso de peso, a hidroginástica aumenta a capacidade respiratória, contribui para o bom funcionamento do coração e dos pulmões e melhora a coordenação motora. Fazendo esse exercício três vezes por semana, e dependendo do esforço de cada pessoa, os resultados podem aparecer já a partir do primeiro mês.

121 Quase todas as pessoas, inclusive você, devem ter pulado corda ao menos uma vez quando era criança. Que tal relembrar essa época e transformar a brincadeira em um exercício agradável e eficiente? Utilizado até por lutadores de boxe como apoio à sua rígida preparação física, **o exercício**

de pular corda, além de ajudar a emagrecer, fortalece os músculos das pernas, braços e peito.
Para praticar a atividade corretamente, mantenha os braços levemente flexionados, sem movimentá-los, e use as mãos só para dar um pequeno giro à corda.
Varie seu programa, alternando vários tipos de movimentos, para não forçar demais as articulações e use um tênis com bom sistema de amortecimento para diminuir o impacto.
Faça intervalos a cada 10 minutos, não se exercite por mais de meia hora seguida e não se esqueça de fazer 10 minutos de alongamento antes e depois de pular.

122 Durante uma aula de musculação, não exagere nos pesos. Isso pode causar dores e lesões. **Para modelar o corpo, deve-se ir devagar com a musculação ou a ginástica localizada e aumentar a carga progressivamente.** O aumento da massa muscular acontece porque há microrrupturas no tecido durante o exercício. Então, com o corpo em estado de repouso, as fibras se reconstituem com mais força e resistência. Porém, se você submeter os músculos a uma resistência maior do que ele pode suportar, as rupturas serão maiores do que o normal e podem fazer você ficar de molho por muito tempo.

123 **Faça alongamento antes e depois dos exercícios.** No início, o alongamento diminui a rigidez dos músculos, preparando seu corpo para o esforço que virá em seguida. Depois da atividade física, alongar os músculos evita aquela incômoda dor no dia seguinte, também muito comum em pessoas que acabaram de iniciar um programa de exercícios ou que estiveram paradas há algum tempo.
O alongamento ainda evita lesões, melhora a flexibilidade e a postura.

124 **Não se exercite em jejum. Com o estômago vazio, você provavelmente não terá a energia suficiente para completar seu programa** e corre o risco de ter uma hipoglicemia (baixa taxa de açúcar no sangue), além de tonturas. Se você não estiver disposto a se alimentar suficientemente, coma uma fruta ou um iogurte antes do exercício. O contrário também é perigoso, ou seja, nunca encha o estômago antes da atividade ou poderá vir a ter uma congestão e desmaiar. Após uma refeição pesada, espere pelo menos três horas antes de se exercitar.

125 **Não faça exercícios em ambiente aberto num período muito quente do dia, por exemplo, ao meio-dia.** O calor intenso vai fazer sua pressão cair, prejudicando o desempenho e podendo causar tonturas e desmaios. Os melhores horários para treinar são de manhã cedo ou no final da tarde. Sempre que estiver ao ar livre, use protetor solar, para evitar a exposição da pele ao sol diretamente, use também alguma proteção para a cabeça. O contato direto do sol com o rosto pode ocasionar rugas e, em casos mais graves, até câncer de pele.

126 Procure variar o tipo de exercício e a intensidade dos movimentos. **Quando o seu corpo se acostuma com a rotina do treinamento, os resultados demoram mais a aparecer**. Lembre-se de incluir no programa atividades aeróbicas (natação, corrida, bicicleta, etc.) e localizadas (abdominais, musculação e exercícios com pesos).
Exercícios aeróbicos, além de ajudarem a emagrecer, servem para aumentar o condicionamento físico geral e combater a pressão alta. Exercícios localizados modelam o corpo e dão firmeza e volume aos músculos, combatendo a flacidez.

127 Faça os abdominais corretamente. Não estique as pernas na hora do exercício, pois isso poderá prejudicar sua coluna, além de não aproveitar ao máximo o esforço dos músculos da barriga. Para obter resultados satisfatórios sem o risco de lesões, flexione as pernas e não tire os pés do chão enquanto fizer o movimento. **E atenção: é a barriga que deve ser trabalhada, não o pescoço.** Para saber se está fazendo o movimento correto, tente segurar uma bola de tênis entre o queixo e o peito sem deixá-la cair enquanto faz o exercício. Se conseguir, a posição está certa.

128 **Não é uma boa idéia aproveitar ao máximo o calçado que você usa para fazer exercícios. Um tênis velho absorve menos impacto** e, portanto, aumenta o risco de torções e tendinites. Após um certo tempo, a sola começa a se desgastar, o que diminui a aderência do calçado ao chão, podendo provocar escorregões e acidentes mais sérios.
Não faça economia com sua segurança: jogue fora o tênis velho ou utilize-o para outro propósito que não a atividade física.

129 Fazer ginástica de agasalho não vai fazer você emagrecer. Você vai perder água e não gordura, pois estará utilizado o mesmo princípio das saunas. **Calor demais geralmente resulta em rendimento baixo.** Vista uma roupa própria para exercícios, confortável, leve e que não seja muito quente. Se tiver condições de gastar um pouco mais, prefira as roupas feitas com tecidos que não retêm o suor.

130 Lanches à noite, depois do jantar, são uma rotina para muitas pessoas. **Evite a tentação e, ao mesmo tempo, faça um pouco de exercício dando uma volta após a refeição.** Isso não significa caminhada acelerada, apenas um gostoso e agradável passeio perto de casa para refrescar a mente a auxiliar a digestão.

131 **Qualquer exercício é melhor do que nenhum.** Especialistas em medicina esportiva afirmam que as pessoas devem se exercitar no mínimo meia hora por dia, três ou quatro dias por semana.

Muitas pessoas, diante dessa proposta, desanimam e acabam não fazendo nenhum exercício. Que tal uma caminhada de meia hora hoje à tarde? Ou talvez uma volta de bicicleta amanhã? Essas atividades são pequenas, mas são passos definitivos em direção à perda de peso.

132 Estudos mostram que **as pessoas que combinam treinos rápidos de exercício aeróbico com musculação, o que é chamado de circuito, tendem a perder mais peso** do que aquelas que fazem apenas a parte aeróbica. Muitas academias oferecem treinamentos desse tipo.

133 **O movimento de remar fortalece os músculos dos braços, peito e costas, enquanto fornece um treinamento aeróbico intenso.** Simuladores de remo são equipamentos comuns em muitas academias e também existem modelos para uso em casa.

Como qualquer exercício intenso, comece seu programa devagar. Tente chegar a uma dúzia de remadas por minuto por aproximadamente cinco minutos. Na semana seguinte, aumente esses números em 10% - cerca de 14 remadas por minuto em 5 minutos e meio. Seu objetivo final deverá ser por volta de 24 remadas por minuto em 20 minutos. Não se esqueça do aquecimento de no mínimo 5 minutos antes da atividade.

134 As pessoas não precisam hibernar durante o inverno,

embora muita gente prefira se esconder em casa nos dias mais frios. Pode ser aconchegante, mas elas nunca perderão peso assim.
Coloque roupas quentes e permaneça ativo. Praticar algum esporte no inverno segue os mesmos princípios básicos. A diferença é que**, nesse período do ano, seu corpo tem de queimar mais calorias para manter você aquecido**.

135 Brinque com seu animal de estimação. Qualquer um que possui um cachorro, por exemplo, sabe que ele não fica satisfeito com apenas uma volta por dia pelo quarteirão. Especialistas em animais dizem que o ideal para um cachorro é um mínimo de 30 minutos de exercício diário. Isso o fará se desenvolver, melhorar a saúde e manter-se magro. Aproveite esse benefícios você também; **faça de seu animalzinho seu parceiro de caminhada ou corrida.**
Pesquisas demonstram que ter um bom relacionamento com seu animal de estimação também faz bem a sua cabeça. E o melhor é que compartilhar bons e maus momentos com seu animal vai diminuir a probabilidade de você recorrer à comida para sentir-se bem.

136 Dar uma caminhada em algum lugar tranqüilo é um dos melhores antídotos que se conhece para aliviar as pressões do dia-a-dia. Por mais cheia de preocupações que esteja a sua mente, ela começa naturalmente a clarear quando você anda em um bonito parque cheio de verde, ou acompanha o traçado da beira de um rio, ou desce uma rua calma e com uma trilha de árvores na calçada... **Aliviar o estresse ainda ajuda a evitar o exagero na alimentação**.

137 **Psicólogos dizem que é preciso aproximadamente 12 semanas para uma pessoa formar um novo hábito**.

Nos estágios iniciais de um programa de exercícios, você poderá, a qualquer preço, querer forçar a si mesmo a completar seu treino diário. Mantenha a calma e seja paciente. Você irá adquirir a força do hábito naturalmente e, então, se esforçar menos e achar a atividade mais agradável.

138 Faça seus exercícios até duas horas antes de ir dormir. **Exercícios regulares são ótimos para ajudá-lo a ter uma boa noite de sono**, mas você pode ter dificuldades para dormir se for para a cama menos de duas horas depois de ter se exercitado. Atividades que exigem muito esforço aumentam os batimentos cardíacos, tendem a energizar o corpo e deixar você mais ativo.

139 Dê um tempo. **Uma parte importante do sucesso em qualquer plano de exercícios não é propriamente a atividade em si**. Até os corredores mais dedicados têm pelo menos um dia de descanso por semana para evitar lesões e cansaço.

140 As bancas de revistas estão cheias de publicações dedicadas a uma grande variedade de atividades físicas e esportes. **Ler as revistas e olhar as fotos de pessoas bonitas e saudáveis, as quais realmente parecem ter prazer com todo o esforço físico, pode motivar você a começar o seu próprio**. Essas revistas – e livros também – trazem artigos que explicam o básico, trazem respostas a questões técnicas, traçam o perfil de pessoas que obtiveram sucesso e apresentam produtos que poderão melhorar seu desempenho. Então, o que está esperando para correr até a banca e dar uma olhada?

141 Rir também é um ótimo exercício. **Segundo pesquisas, rir 100 vezes por dia equivale a 10 minutos remando**. Quando a pessoa ri, movimenta os músculos faciais e da barriga e mexe com todos os órgãos internos do corpo. Mas não espere ouvir uma estória engraçada para começar a rir. Ria sozinho, diante do espelho. É também uma maneira excelente de se desligar por um momento das pressões diárias e manter-se motivado e disposto para a vida.

142 **Ficar em pé é melhor do que sentado quando se fala em queima de calorias**. Se você passa a maior parte do dia sentado, levantar-se por alguns minutos a cada hora aumentará sua flexibilidade, além de ser uma pequena ajuda no seu programa de perda de peso. Não fique parado!

143 A decisão de entrar em um programa de exercícios não pode ser tomada superficialmente. Ela requer um compromisso de tempo e esforço para toda a vida. **O exercício deve ser uma daquelas coisas que você faz sem questionar, como tomar banho ou escovar os dentes**. Se você não estiver convencido dos benefícios da atividade física e dos riscos em permanecer sedentário, não obterá sucesso. Paciência é essencial. Não tente fazer demais e não desista antes de ter a chance de experimentar as recompensas pelo seu esforço. É impossível recuperar em poucos dias o que você perdeu em anos de vida sedentária; mas você o conseguirá, se perseverar.

144 **A atividade física desempenha um papel importante no controle de peso, pois aumenta o gasto energético, utilizando as calorias acumuladas como combustível extra**. Estudos recentes mostram que o exercício não apenas aumenta o metabolismo durante o esforço físico, como também o mantém elevado por um período de tempo após o exercício, permitindo uma queima maior de calorias.

145 Qual a melhor hora para se exercitar? Depende. O período antes da refeição noturna é uma hora muito popular. **O exercício no final da tarde proporciona uma mudança de ritmo benéfica ao fim de um dia de trabalho e ajuda a aliviar as tensões e preocupações do dia**.
Outro período que atrai muitas pessoas é de manhã cedo, antes do trabalho. Alguns profissionais, em início de carreira, dizem que se tornam mais alerta e com mais energia no trabalho depois de exercitar-se pela manhã.
Entre os fatores que você deve considerar quando estabelecer seu horário de treinamento estão: preferência pessoal, responsabilidades no trabalho e na família, disponibilidade dos equipamentos de ginástica e as condições do tempo. É importante planejar seu horário de forma que o exercício tenha menos chance de ser cancelado ou interrompido por causa de outras exigências do seu tempo.

146 Faça o possível para cumprir seu plano de exercícios. Se costuma ir a uma academia, não falte às aulas por motivos banais ou simplesmente porque não está com vontade de ir ou não se acha disposto a enfrentar mais uma ou duas horas de atividade física. Aquele filme que você não quer perder não vai ajudar na sua perda de peso; ele vai fazer o contrário. **Tente pensar que cada dia é mais um degrau na escada do sucesso em seus objetivos**. Recompense sua força de vontade, mas não com lanches pouco saudáveis. Se realmente apreciou seu esforço hoje, presenteie-se, por exemplo, com uma certa soma em dinheiro e guarde-a em algum lugar. Quanto mais você se exercitar, mais dinheiro terá. Em pouco tempo, você poderá ir a um shopping e usar o dinheiro que economizou para comprar novas roupas para um novo e magro corpo.

147 Tente não evitar alimentos específicos. O conceito de dieta traz uma série de sentimentos negativos de culpa, tais como "nunca devo comer isso". Sempre que você disser isso a si mesmo, ficará obcecado em fazer o contrário. Se eliminar todos os seus pratos favoritos, você acabará exagerando em outros e perderá o controle. Em vez disso, **permita-se comer o que gosta uma vez por semana ou por mês** e evite o sentimento que mais tarde o levará a exagerar. É melhor ingerir uma pequena quantidade e saborear lentamente do que resistir até entregar os pontos e se fartar.

148 Perdoe seus deslizes ocasionais. Ninguém é perfeito. Sair da dieta uma ou duas vezes não significa que todo o seu esforço tenha sido em vão. Se você for muito rígido consigo mesmo, poderá eventualmente fracassar. **Lembre-se de que é a combinação de tudo o que come que conta**.

149 **Antes de entrar em uma dieta, o mais importante a considerar é o motivo pelo qual está fazendo isso.** Procure primeiro colocar em dia seu "eu" interior e aprenda a controlar sua ansiedade. Uma pessoa ansiosa tende a ingerir maior quantidade de comida sem perceber, além de ter seu metabolismo alterado. Algumas pessoas pensam que, se perderem peso, outros sonhos que ainda não realizaram – um bom emprego, um carro novo, casamento – acontecerão de repente. Da mesma forma, NUNCA comece um programa de emagrecimento porque acredita que as pessoas irão gostar mais de você. Faça-o porque você quer melhorar sua aparência e se sentir bem e saudável.

Dicas sobre motivação

150 Para iniciar o processo de emagrecimento, é essencial se aceitar e descobrir as causas do seu excesso de peso, para poder resolver esse problema em sua origem. **Comer demais é conseqüência da tentativa de preencher algo que está faltando**, e as razões podem ser as mais diversas, como angústia, ansiedade, frustrações por desejos não realizados, entre outras. Portanto, antes de partir para uma solução radical, esqueça os modelos esteticamente aceitos pela sociedade e pense em você, em seu bem-estar físico e mental.

151 **Entre em um grupo de apoio**. Escolha com critério, fugindo das propagandas enganosas de empresas que prometem resultados fantásticos em pouco tempo, utilizando produtos mirabolantes e fórmulas recém-descobertas.
A maioria desses grupos tem reuniões semanais, em que **você aprenderá a maneira mais saudável de se alimentar e perder peso**. Veja abaixo os principais grupos:

VIGILANTES DO PESO
Tel. **(011) 3060-9699**

PESO IDEAL
Tel. **(0800) 17-5255**

META REAL
Tel. **(0800) 11-8899**

AMIGOS DO PESO
Tel. **(014) 652-1387**

CREEO (Centro de Reeducação e Estudo da Obesidade)
Tel. **(051) 330-9596**

152 **Não desanime se seu programa de perda de peso não estiver funcionando como você esperava.** Investigue os sintomas e procure razões para o problema. Aproximadamente 15% das pessoas que entram em uma dieta têm algum tipo de alteração do metabolismo que dificulta o emagrecimento, ainda que sigam todas as recomendações da dieta. Falar com um profissional experiente é a melhor saída para encontrar soluções específicas para o seu caso.

153 O pensamento positivo é a chave para manter a coragem diante de muitas situações difíceis. Se você sentir falta de motivação enquanto tenta perder peso, **olhe-se em um espelho imaginário e visualize-se com o corpo ideal. Isso o ajudará a conservar a força de vontade quando estiver a ponto de desistir**. Mentalize um corpo esbelto e sadio, fique longe dos pessimistas que insistem em desvalorizar seu esforço e você irá melhorar seu estado de espírito e suas chances de vitória.

154 **Não comece uma dieta que seja muito diferente daquela a que você está acostumado** porque não conseguirá mantê-la por muito tempo. Uma dieta deve proporcionar uma nutrição balanceada sem causar reações prejudiciais, como sono, tontura, fraqueza, dores de cabeça, diminuição do impulso sexual, sensibilidade aos temperos e outros efeitos colaterais. **Quanto mais a dieta combinar com seu estilo de vida e paladar, maiores as chances de dar certo**.

155 Emagrecer não requer apenas mudanças na maneira de se alimentar. Modificar certos tipos de comportamento e de hábitos também é essencial.

A preguiça e a gula são alguns dos principais fatores que levam ao excesso de peso. Portanto, para perder os quilos indesejáveis, é preciso necessariamente que se mexa nesses dois pontos. Deixe a preguiça de lado e inicie alguma atividade física, ao mesmo tempo procure diminuir a quantidade de alimentos. **Procure produtos que não engordam. Privilegie comidas saudáveis. Ame seu corpo, não o obrigue a aceitar qualquer coisa ou ele reagirá negativamente.**

156 **Não faça da hora de comer o seu grande momento do dia. Procure ocupar seu tempo com outras atividades para que não seja forçado pelo seu inconsciente a pensar em comida a todo momento.**

Preencha suas horas livres com atividades em que realmente sinta prazer e de forma que você só tenha tempo de comer na hora da refeições.

Mantenha as mãos ocupadas. Comece algum trabalho manual pelo qual tenha interesse. Você vai notar que diminuirá a vontade de beliscar a toda hora. E, se realmente se entusiasmar com o que estiver fazendo, nem vai querer pensar em comida enquanto estiver ocupado.

157 Você vive controlando sua alimentação, ingere o mínimo de gordura possível, faz exercícios e, mesmo assim, ainda ganha peso. Mas conhece pessoas que, mesmo não tomando qualquer tipo de cuidado e comendo tudo o que querem, não engordam!

Isso acontece porque o metabolismo – soma dos processos pelos quais os alimentos que ingerimos são transformados em energia e nutrientes – funciona em ritmo diferente para algumas pessoas. Há certos tipos de indivíduos, chamados hipertireoidianos, que produzem muita energia e por isso costumam ser agitados, inquietos, sempre ativos. Mesmo ingerindo uma quantidade maior de alimentos, essas pessoas

tendem a engordar menos, devido ao seu grande gasto calórico.
Portanto, não se compare com os outros, pois cada um tem seu próprio ritmo, sua própria maneira de lidar o corpo. Cabe a você conhecer mais o seu próprio corpo e tirar o melhor proveito de acordo com suas possibilidades.

158 A maioria das pessoas continua a achar que está gorda mesmo quando atinge o peso ideal. O problema é que, em seu íntimo, essas pessoas não conseguem diferenciar o peso normal e saudável da imagem perfeita, idealizada desde a adolescência.
Se você está tendo dificuldades para perceber que existem outros atributos de maior importância em sua vida, como personalidade e inteligência, a solução pode ser procurar um médico ou nutricionista. Descubra qual a faixa de peso ideal para sua estrutura óssea e altura. Não tente se manter abaixo dela porque, além de não ser natural, é um desafio grande demais. **Trabalhe a auto-estima em vez de gastar um tempo enorme em dietas sem fundamento e produtos inúteis**.

159 **Faça da saúde, não da aparência, seu objetivo para perda e manutenção de peso.** Conseguir um peso para um corpo ideal pode não ser sempre necessário para melhorar a saúde. O objetivo principal da manutenção do peso deve ser reduzi-lo a um nível em que os riscos de doença sejam significativamente diminuídos. Estudos mostram que uma pequena perda de 5% a 10% do peso corporal reduz o risco de obesidade. Da mesma forma, pequenos ganhos de peso também estão associados com o aumento do risco de doença.

160 **Procure não classificar os alimentos como bons ou**

maus, isso evitará sentimentos negativos. Rotular a comida desse modo pode levar a conceitos como: "torno-me uma boa pessoa quando como alguns alimentos, mas não outros". O que, eventualmente, pode levar a pensamentos como: "sou mau, portanto não faz diferença se eu comer uma caixa de biscoitos". É possível que você use esse raciocínio para representar seu comportamento ou para demonstrar como você se sente em relação a si próprio.

161 **Concentre-se em construir um estilo de vida saudável, não em seguir um regime rígido para perda de peso.** Se você for capaz de adquirir hábitos de vida saudáveis, baseados em uma alimentação sadia, prática de exercícios e atitude positiva, emagrecerá, quando menos se der conta disso, como conseqüência do seu novo comportamento.

162 **Estabeleça objetivos realistas e a curto prazo. É menos assustador planejar perder 250 g em uma semana do que 20 kg até o final do ano.**
Fixando os objetivos dessa forma, você terá mais confiança, auto-estima e melhores resultados.

163 Quando se tenta emagrecer, sempre vêm à tona sentimentos de culpa, tais como "tenho de"**. Por exemplo, tente não dizer a si mesmo que você *tem de* fazer exercícios todo dia**. Isso pode ser muito drástico e, então, se você perder um dia ou dois, poderá se sentir culpado e com sentimento de fracasso. Depois, poderá ser difícil voltar a se exercitar. Ao invés disso, diga que fará exercícios pelo menos dois ou três dias por semana, então, se você fizer mais, terá ultrapassado seus objetivos. Essa maneira de encarar a situação irá prevenir sentimentos negativos, e você terá muito mais chances de sucesso.

164 **Personalize seu modo de ver as coisas. O que deu certo para alguém que você conhece pode não funcionar para você**. E o que funciona para você hoje pode não dar certo daqui a seis meses. Você deve ser capaz de decidir aquilo de que precisa no momento.

165 No início do seu plano de dieta, **faça mudanças individuais**. Por exemplo, beba um copo de leite desnatado ou com menos teor de gordura, ou iogurte natural ou dietético em vez de um *milk-shake*. Essa maneira de pensar é mais fácil do que "vou comer alimentos com menos gordura, como obriga a dieta".

166 Faça um diário. Monitorar-se é uma parte essencial da mudança de comportamento e se relaciona diretamente com o sucesso. **Pesquisas demonstram que pessoas que mantêm um registro de alimentação e exercícios são freqüentemente mais bem sucedidas na manutenção do peso do que aquelas que não o fazem**. Leve um pedaço de papel no bolso ou na carteira e anote tudo o que você come durante o dia. Assim, você não perderá o controle das calorias que ingere diariamente e poderá obter uma visão mais realista de quanto e por que você come.
Experimente também obrigar-se a anotar tudo o que costuma beliscar. Você provavelmente irá parar de dar as costumeiras beliscadas só para evitar ficar escrevendo.

167 **No início da dieta, o principal é cuidar da ingestão de gordura**. O primeiro passo é reduzir a quantidade de gordura que você come e não se preocupar com açúcar nessa fase. Quando você se sentir confortável com a dieta pobre em gordura, comece **a segunda fase: reduzir a ingestão de açúcar** (e continuar com a diminuição de gordura). Com essas duas etapas, você certamente será capaz de reduzir e manter o peso.

168 Utilize a técnica da visualização. **Imagine-se como gostaria de ser e concentre-se nessa imagem mental tantas vezes quanto possível**. Encontre uma foto antiga de que goste, de quando você era mais magro. Faça cópias e coloque em sua bolsa ou carteira, na porta da geladeira, na sua escrivaninha, no espelho do banheiro e em outros lugares onde você possa visualizar seu novo e mais magro "eu".

169 **E diferenciar músculos de gordura.** Seu peso corporal pode permanecer o mesmo, se você estiver ganhando massa muscular e queimando gordura ao mesmo tempo. Conseqüentemente, é mais lógico manter controle sobre a aparência do seu corpo. Pequenas mudanças podem indicar melhora mesmo sem alteração de peso. É importante também verificar seu nível de gordura corporal regularmente.

170 Comer produz uma sensação agradável, causada pela liberação de endorfina. **Mas, muitas vezes, quando você sente vontade de comer, na verdade está precisando é de conforto, bem-estar**. Exercícios, sauna, banho frio, massagem, odores agradáveis e esforços mentais também aumentam o nível de endorfina, ao passo que comer, especialmente quando seu corpo não precisa, ocasionará o armazenamento de quilos extras de gordura.

171 A próxima vez que você estiver comendo algo pouco saudável ou fora do seu plano de dieta, faça um pequeno exercício mental. **Verifique se sua fome está relacionada com a necessidade de compensar um desejo psicológico**. Por exemplo, você trocaria a barra de chocolate que está saboreando pela sensação de estar com alguém de quem gosta? Se a resposta for positiva, da próxima vez você saberá que pode perfeitamente controlar esse impulso de comer sem fome.

172 Cuidado com pessoas que tentam desmoronar seu esforço ou sabotar sua dieta fazendo você comer o que não deve. Elas provavelmente estão com inveja dos resultados que você vem conseguindo. Outras acham que você está infeliz por fazer dieta para emagrecer e pensam que você ficará muito mais satisfeito e de bem com a vida se voltar a comer como antes. **Não dê atenção aos comentários de pessoas que dizem estar ao seu lado. Quem realmente gosta de você irá se preocupar com seu bem-estar e com sua saúde**, apoiando-o nos momentos difíceis porque sabem que o esforço fará bem ao seu corpo e mente.

173 **Quando você sentir aquela necessidade urgente de comer alguma coisa e não estiver realmente com fome, experimente fazer alguma atividade** (saia para um passeio ou faça alguma tarefa em casa). Isso pode ajudar a não voltar atrás em sua dieta. Por exemplo, uma corrida de apenas três minutos pode evitar que você abra a geladeira e faça um lanche pouco saudável. Assim, você terá tempo para pensar sobre o que está fazendo e se realmente precisa comer.

174 Use os sonhos em seu benefício. **Logo antes de dormir, concentre-se o mais que puder e pense em seu objetivo. Imagine-o o mais vívido, real e forte possível**. Crie uma história, tendo como personagens você mesmo e as pessoas que o rodeiam e que estão direta ou indiretamente envolvidas na consecução do seu plano. Pense nos detalhes e em tudo o que fará para alcançar o que deseja. Se você fizer isso toda noite, ativará seu subconsciente, e seus sonhos lhe trarão discernimento e motivação para chegar ao sucesso.

175 **Valorize seu próprio esforço.** Faça uma lista de tudo o que você já conseguiu em seu caminho para emagrecer, todos os dias, por mais insignificante que pareça. Então, **faça um balanço semanal.** Você perceberá que é uma pessoa muito motivada, que faz centenas de pequenas coisas todos os dias. Pensando desse modo, você terá coragem para realizar as tarefas maiores.

176 **Uma vez por semana, calcule o total aproximado de horas que você gastou em atividades como: trabalho, alimentação, descanso, exercícios, lazer, etc.** Quantas horas sobraram para trabalhar em seu objetivo? Muitas vezes, o resultado será maior do que espera. Se não for, então, você saberá que está na hora de estabelecer algumas prioridades.

177 Pare de se sabotar. Se você não se sente motivado, talvez seja porque tenha algum conflito interno ainda por resolver. Deixe seus receios de lado e pergunte-se: "o que vou perder se alcançar meu objetivo?". Isso pode ser traduzido, em alguns casos, como: **"se eu emagrecer, não terei mais uma desculpa para ser infeliz?"**. Responda honestamente e analise suas próprias ações, a fim de descobrir por que você não está progredindo. Certifique-se de que você realmente deseja todas as mudanças que poderão advir do seu sucesso, e que não há "vantagens" escondidas em caso de fracassar.

178 **Faça um trato com seu marido/namorado ou sua esposa/namorada**. Caso você consiga completar alguma tarefa, como perder tanto peso quanto planejou em um determinado período de tempo, ou reduzir ou eliminar algum alimento pouco saudável da sua dieta, você terá direito a um jantar romântico. Se não conseguiu, terá de fazer algo especial por ele ou ela.

179 As chances de um filho de pais obesos vir a sofrer do mesmo mal são bastante grandes. Basta que apenas um dos pais seja obeso para que o filho tenha 40% de probabilidade de herdar o risco. Se os dois forem obesos, a cifra sobe para 80%. Quando a mãe é obesa, as chances são ainda maiores, porque geralmente é a mãe quem cuida da alimentação da família e, se ela gosta de pratos fartos e gordurosos, acaba transmitindo essa preferência ao filho.
Portanto, **se você tem filhos pequenos ou pretende ter no futuro, pense nessas estatísticas como um estímulo para adquirir hábitos mais saudáveis e buscar motivação para continuar seu plano de emagrecimento.**

180 Acredite no poder das palavras. Algumas pessoas não se importam em usar o termo "dieta". Para outras, ele significa tortura e privação. Se você está nesse grupo, não diga a si mesmo que está em dieta. Diga que está começando um novo plano de alimentação ou cortando calorias.
Mas não evite a palavra *dieta* totalmente. Apenas mude sua opinião sobre ela. **Pense em dieta como uma maneira de fazer algo ótimo para si próprio – e não como uma forma de privação ou sofrimento.**

181 Uma técnica infalível para acabar com qualquer dieta é se expor ao tipo de comida que você está tentando evitar. Isso pode parecer óbvio, mas muitas pessoas autoconfiantes imaginam que terão força de vontade suficiente para evitar comer demais em qualquer situação. Não é bem assim.

Em duas experiências realizadas no Hospital Universitário de Boston, pessoas que estavam em dieta foram expostas à visão e odor de suas comidas favoritas, isso as fez ficar "famintas" repentinamente. Quando puderam comer esses alimentos, essas pessoas ingeriram uma quantidade muito maior do que normalmente fariam.
"A mera exposição à visão e ao odor de alimentos apetitosos é suficiente para reduzir a motivação de quem está tentando emagrecer", os pesquisadores concluíram. Eles acreditam que as pessoas se sentem ansiosas e nervosas na presença de alimentos de que gostam, mas que devem tentar evitar. Ironicamente, é essa mesma ansiedade que pode levar ao exagero alimentar.
Não se atormente. **Mantenha seus alimentos prediletos longe de sua casa. Não os prepare para outras pessoas, julgando que vai se satisfazer só em olhar. Não passe perto de mesas em casas de amigos ou em restaurantes onde suas comidas favoritas estiverem presentes**.

182 Pesquisas concluíram que**, se você faz uma refeição junto com um grande grupo de pessoas, geralmente come mais**. Compartilhar uma farta refeição geralmente estimula o apetite. Isso não quer dizer que você deva se isolar ou evitar a Ceia de Natal, por exemplo. Apenas fique ciente de que você pode experimentar uma fome maior do que a normal quando estiver à mesa com outras pessoas.

183 **Sua vida vai mudar a partir do momento em que decidir seriamente perder peso.** Você terá mais trabalho para elaborar os pratos, precisará expandir a criatividade e ter muita força de vontade para superar esse período. Nem sempre os amigos e parentes irão ajudar. Converse com eles e peça auxílio e incentivo. As pessoas que gostam de você farão o possível para ajudá-lo a continuar porque sabem que você está tentando mudar para melhor. Dessa maneira, é possível passar por essa fase sem grandes traumas e não transformar seu programa de emagrecimento em uma tortura. Se você estiver se sentindo melhor e mais saudável, todos os sacrifícios terão valido a pena.

184 Não faça da balança sua companheira mais freqüente. A maioria das pessoas que está tentando perder peso se atormenta subindo à balança todos os dias. Não faça isso! Pesar-se diariamente – ou várias vezes durante o dia – vai apenas deixar você deprimido porque seu peso flutua muito facilmente, principalmente devido ao peso correspondente à água. Um melhor julgamento do seu programa de emagrecimento é a sua aparência e como você se sente dentro das suas roupas. Na verdade, se você estiver fazendo dieta, bem como exercício, você pode estar perdendo centímetros, mas não peso. Você poderá até ganhar um pouco de peso, porque estará perdendo gordura flácida mas adicionando músculo magro, que pesa mais do que gordura.
Limite seus encontros com a balança a não mais de uma vez por semana. Pese-se sempre no mesmo dia e hora, toda semana. Então, guarde sua balança e não pense mais nela até a semana seguinte.

185 **Sempre tome nota do seu progresso**. É bastante compensador. Em um calendário ou gráfico que você mesmo fez, marque os centímetros e peso perdidos, toda semana. Anote suas medidas antes de começar seu programa. Com uma fita métrica, meça seu peito, cintura, coxas, quadris, braços e batata da perna. Tire suas medidas nos mesmos lugares do corpo e no mesmo dia e hora toda semana. Pendure o gráfico onde você o possa ver facilmente. Com certeza se sentirá orgulhoso de si mesmo!

186 **A necessidade urgente de comer algo proibido geralmente passa se você esperar um momento antes de ceder.** Alguns estudos mostraram que, entre ex-usuários de cigarros e álcool, essa necessidade pode aparecer forte, mas vai embora em aproximadamente 10 segundos. Quando a idéia de um sorvete começar a tomar forma em sua cabeça, respire profundamente e, lentamente, conte até 10. Quando você terminar, a vontade poderá ter diminuído ou até passado. Se você não resistir, só vai fazer com que esses desejos sempre voltem, e ainda mais fortes!

187 Reveja suas prioridades. **Não se candidate ao fracasso tentando melhorar seu estilo de vida se você estiver distraído com outros problemas. É preciso muita energia física e mental para mudar hábitos.** Se você está tendo dificuldades no casamento ou no trabalho, problemas financeiros, ou se está infeliz com outros aspectos importantes de sua vida, é menos provável que consiga realizar suas intenções. Determinar o momento certo é essencial para o sucesso. Mas tudo depende somente de você!

188 **Não odeie sua imagem e aprenda a gostar do seu corpo, antes de estabelecer quaisquer objetivos em relação à perda de peso.** É uma das partes mais importantes em um processo de mudança. Então, sempre que você atingir aqueles objetivos, você o estará fazendo porque sabe que isso ajudará o corpo que você ama (ao invés de lutar contra um corpo que você odeia). Isso torna o processo muito mais agradável.

189 Não tente perder peso para uma ocasião especial.

Quando a tarefa acaba, e o peso chega ao ponto que você desejava, ele acaba voltando, juntamente com todos os velhos maus hábitos. **Você deve se modificar de modo a adquirir hábitos de dieta e exercício para toda a vida**, se você quer permanecer em forma e ter uma boa aparência para o resto da vida. Os benefícios da boa nutrição são enormes, não apenas em relação à aparência, mas também em relação à auto-estima e ao bem-estar.

190 Se você está planejando entrar em uma dieta, conte a um amigo. **Se um amigo ou uma pessoa da família está começando uma dieta, comece junto**. Quando você está sozinho e corre para a geladeira em busca do último pedaço de bolo, ninguém saberá a não ser você... ,então, é fácil trapacear. É importante ter algum tipo de apoio para que outra pessoa possa encorajar você e o manter responsável.

191 Muitas pessoas comem pelo simples motivo de não terem nada melhor para fazer no momento. Se você pertence a esse grupo, **pense um pouco antes de sua próxima visita à geladeira**. Quando começar a se dirigir à cozinha, faça um desvio para alguma outra parte da casa. Execute alguma tarefa como um "castigo" por quase ter se alimentado sem motivo. Ou saia para um pequeno passeio. Atividades como essas terão efeito contrário daquelas que estavam em sua intenção original.

192 Algumas vezes as pessoas comem não por realmente sentirem fome, mas por estarem com sede. Sem reconhecer a sede de imediato, elas têm a necessidade de colocar alguma coisa na boca (freqüentemente alimentos com uma boa quantidade de gordura). **A próxima vez que você notar uma fome repentina ou sentir vontade de comer algo que não**

deve, beba um pouco de água. Mesmo se não for realmente sede, isso o ajudará a controlar a vontade de comer.

193 Se você experimentar o desejo de comer alguma coisa entre as refeições (e são 6 ao longo do dia!), e o seu estômago *não* estiver roncando, então, com certeza *não* é seu instinto primitivo dizendo a você que é hora de comer. Portanto, não o faça. Investigue o motivo da fome. Lembre-se: **você deve dar ao seu corpo algum tipo de alimento distribuído entre várias refeições ao longo do dia, ou seu metabolismo ficará mais lento ou parará**, e conservará a gordura corporal. Se você realmente tiver de comer entre essas refeições, seja razoável. Escolha alguma fruta ou cereal. Além de as fibras serem comprovadamente benéficas ao coração, elas lhe darão sensação de saciedade.

194 **Faça mudanças com as quais você possa conviver. Antes de ir para a cama, pergunte a si mesmo se o que fez naquele dia pode ser feito pelo resto de sua vida**. Se você se sentir deprimido diante das perspectivas, faça diferente no dia seguinte. Caso contrário, se você obtiver a seguinte resposta: "sim, eu posso fazer isso amanhã", então, estará no caminho certo.

195 Não facilite quando chegar ao peso ideal. Existem pessoas que possuem uma maior quantidade de células de gordura. Esse número pode ser determinado por fatores genéticos, hereditários e principalmente pelos costumes alimentares da primeira infância. **Quando a pessoa emagrece, o que diminui é o volume das células adiposas e não a quantidade delas**. É muito importante permanecer com o peso adquirido, pois essas células sempre tendem a aumentar de tamanho. Quanto mais tempo o peso ficar estável

– o que pode variar de um ano a um ano e meio –, maiores as chances de ser modificada essa tendência.
Portanto, quando atingir seu objetivo, faça um plano de controle de peso. Mantenha os hábitos saudáveis e a atividade física. Não descuide da manutenção, que é tão importante quanto o emagrecimento.

196 Preste atenção à freqüência com que você come e ao que come. Pergunte a si mesmo: **"será que eu realmente quero comer isso?"**. Analise sua resposta interior. Com o tempo, você aprenderá a resistir ao pecado ou trocar por um alimento mais saudável, e também estará treinando sua força de vontade.

197 Não hesite em avisar a seu anfitrião ou às pessoas com as quais você está almoçando ou jantando que você está em uma dieta e deve evitar certos tipos de alimentos, bem como ingerir pequenas porções de outros. Você pode admirar uma sobremesa e elogiar a dona da casa dizendo que tal prato parece realmente gostoso, mas seja firme: **"Estou fazendo uma dieta para melhorar a minha saúde e não posso trapacear. Infelizmente não vou poder saborear essa maravilhosa sobremesa."**

198 A tranqüilidade na hora das refeições é um dos ingredientes dentro de um padrão de vida saudável. Não é o momento mais adequado para discutir velhos problemas familiares ou brigar com seu irmão pelos mesmos motivos banais de sempre. **Uma refeição conturbada e tensa pode comprometer a digestão**. O desequilíbrio do sistema nervoso ativa a produção dos sucos gástricos e esse excesso pode provocar problemas digestivos, como uma gastrite. Além disso, algumas pessoas, quando estão tensas, perdem completamente o apetite ou, o que é pior, tendem a comer exageradamente, que é exatamente o que você não quer!

199 **Mais importante do que os resultados conseguidos no início de um programa de emagrecimento é o controle do peso a longo prazo.** Certas pessoas, quando atingem seus objetivos em relação à perda de peso, esquecem que a manutenção é a parte essencial e a continuação natural do processo. Voltando a seus hábitos antigos de alimentação e falta de exercícios, muitas vezes as pessoas acabam pesando mais do que antes da dieta. Adquirir hábitos saudáveis não pode ser uma mudança temporária, mas tem de ser para toda a vida.

200 Mantenha um peso saudável. **O peso certo para você depende de muitos fatores como sexo, altura, idade e hereditariedade.** O excesso de gordura corporal aumenta a chance de você vir a ter pressão alta, doenças do coração, derrame, diabetes, alguns tipos de câncer e outros males. Por outro lado, ser muito magro aumenta o risco de osteoporose, irregularidades menstruais e outros problemas de saúde. Se você está constantemente perdendo e recuperando peso, um profissional na área de nutrição ou um médico endocrinologista pode ajudá-lo a desenvolver hábitos saudáveis de alimentação para que você consiga estabilizar o peso. Exercícios feitos regularmente também são importantes a fim de conservar um peso saudável.

Outras dicas

201 **Não faça uso de qualquer medicamento sem a indicação de um médico. Isso também se aplica aos remédios para emagrecer:**

- Não existem fórmulas prontas, e cada caso deve ser observado separadamente. Laxantes e diuréticos, por exemplo, apenas desidratam.
- Tranqüilizantes e antidepressivos podem ser usados nos casos de compulsão por comida, sob estrito controle médico.
- Inibidores de apetite têm efeitos colaterais como insônia, euforia e instabilidade emocional.

202 **Não faça uso de laxantes** porque acha, ou ouviu dizer, que ajudam a emagrecer. A utilização do medicamento para tal fim é totalmente condenada pelos endocrinologistas, pois pode levar à desidratação, entre outros problemas. **Enquanto está sob um regime alimentar, é normal evacuar com menos freqüência**, sem que isso represente qualquer perigo à saúde.

203 **Mulheres durante o período pré-menstrual devem ter cuidado redobrado, pois esse período contribui para o aumento de peso.** As mudanças hormonais podem afetar o comportamento alimentar, o que pode levar ao aumento da vontade de ingerir doces e a alguma retenção de líquido. Procure um especialista antes de começar a dieta se você sente esses fortes sintomas.

204 A vontade de parar de fumar é freqüentemente associada à preocupação com um possível ganho de peso, principalmente por parte das mulheres. Normalmente, ao abandonar o cigarro, algumas pessoas adquirem de três a quatro quilos nos primeiros meses, pois, com o paladar e o olfato mais apurados, aumenta o apetite e o prazer de comer. Outro motivo é o gasto menor de calorias, pois quem fuma gasta 4% mais de energia, tanto por um efeito direto da nicotina quanto pelo fato de o metabolismo ficar mais dispendioso. **Há casos, no entanto, em que a ausência do cigarro até facilita o emagrecimento, por causa da maior disposição para atividades físicas.** De qualquer forma, a perspectiva de alguns quilos a mais não devem servir de pretexto para continuar com o vício. Com um pouco de disciplina e cuidado na alimentação, você voltará a ter uma vida normal e muito mais saudável.

205 Faça elogios a si mesmo. Não espere sempre pelos elogios dos outros. E se você precisar de um elogio agora mesmo? Não é um grande problema, simplesmente elogie-se! Além do mais, **sua própria opinião tem de ser mais importante do que a de outras pessoas**.
Lembre-se de todas as suas qualidades, atributos especiais naturais, coisas em que você é realmente bom e realizações das quais você se orgulha. Anote tudo isso e leia alto para si. Ou fique diante de um espelho e fale consigo mesmo como você falaria a um amigo.

206 Tente não perder mais do que meio quilo por semana. Se você emagrecer mais rápido do que isso, estará perdendo massa muscular e não gordura corporal. Níveis muito baixos de ingestão de calorias podem também retardar o metabolismo. **Quanto mais lentamente você perder peso, melhores e mais duradouros serão os resultados**.

207 Ao contrário do que muitas pessoas pensam, a sauna não ajuda a emagrecer. O vapor apenas faz o corpo suar e perder líquido, o qual será reposto tão logo você mate a sede.

Os gramas de peso perdidos durante a sauna correspondem à eliminação de água. Lembre-se: você só emagrece quando perde gordura corporal, o que só é conseguido com a combinação de uma dieta balanceada e exercícios físicos regulares.

208 Durma o suficiente. **Algumas vezes as pessoas comem demais, não porque estão realmente com fome, mas porque estão com sono!** Inconscientemente elas pensam que o fato de comer irá mantê-las acordadas. A próxima vez em que você estiver pensando em comer quando sabe que não deveria, descubra se está realmente com sono. Se estiver, então dê uma cochilada, se puder!

209 Respirar bem e corretamente proporciona aumento da quantidade de oxigênio nas células sangüíneas, acelera o metabolismo dos alimentos e elimina mais rapidamente as toxinas. **A boa respiração é fundamental para a vida, para a saúde e para a beleza.**

210 **Quando começar a fazer uma dieta, escolha uma das roupas que você costuma usar para servir como um "termômetro" das suas medidas.** De vez em quando, coloque a roupa e preste atenção a alguns pontos, principalmente à cintura. Observe se houve alguma mudança. Se a roupa lhe ficar folgada, parabéns, você está no caminho certo. Se você não obtiver resultados, saberá que alguma coisa não está funcionando. Então, poderá ser necessário uma mudança de estratégia. Procure tomar mais cuidado com a alimentação e rever seu programa de exercícios.

BIBLIOGRAFIA

CARROL, Stephen. **Guia AN da vida saudável**. 1996.

KAUFMANN, William I. **Perca peso de maneira natural.** 1989.

SILVA, Joe S. **Dietas Light.** Nova Sampa Diretriz Editora LTDA.

RIFORMATTO, Ivana e PREVIDES, Tania R. **Dieta Fácil.** Nova Sampa Diretriz Editora LTDA.

UCHÔA JR., João. **Só é gordo quem quer.** Editora Guanabara. 1986.

STILLMAN, Irwin M. e BAKER, Samm S. **The Doctor's quick weight loss.** Dell Publishing Co., Inc. 1987.

Nas Melhores Livrarias

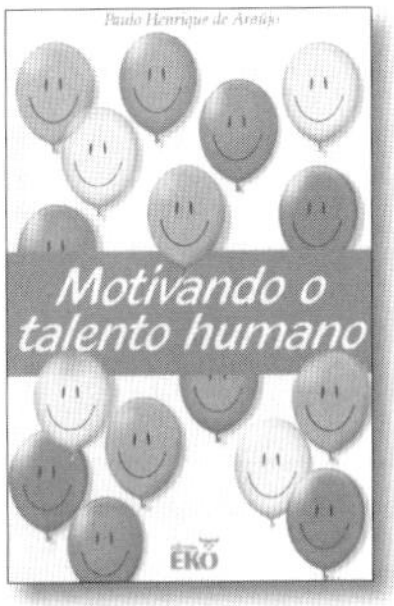

Motivando o Talento Humano

Motivação é a mola propulsora para as grandes realizações. Utilizando modernas metáforas e conselhos práticos, esta obra surpreende agradavelmente. Leitura que promove o prazer e a reflexão.

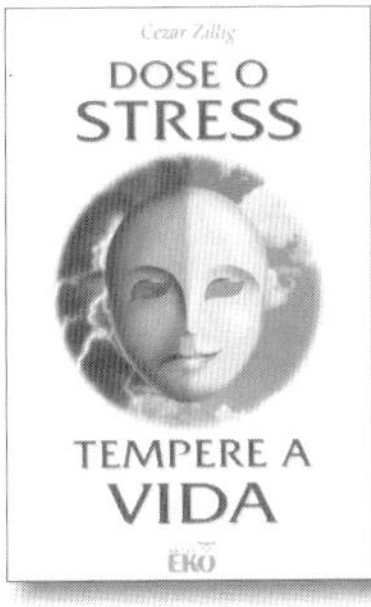

Dose o Stress, Tempere a Vida

Prática e objetiva, esta obra orienta sobre os mecanismos que regem o stress, possibilitando ao leitor encontrar o caminho adequado para administrar o seu dia-a-dia.

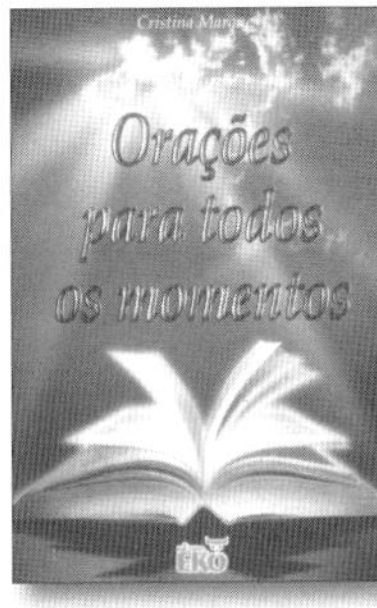

Orações para Todos os Momentos

Orar é desvendar a alma. Orar é invadir o desconhecido. Nestes dias em que se busca paz, serenidade, força e equilíbrio interior, este livro apresenta as verdades que transformarão sua vida.

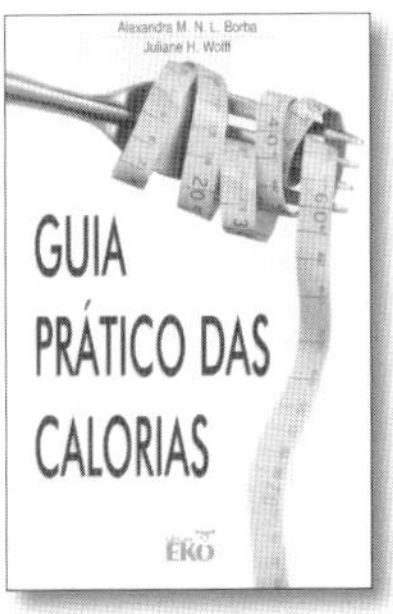

Guia Prático Das Calorias

Como obter uma alimentação saudável e de baixo valor calórico? Através desta obra colocamos em suas mãos as ferramentas necessárias. Conquiste uma boa forma sem abrir mão do seu bem-estar.

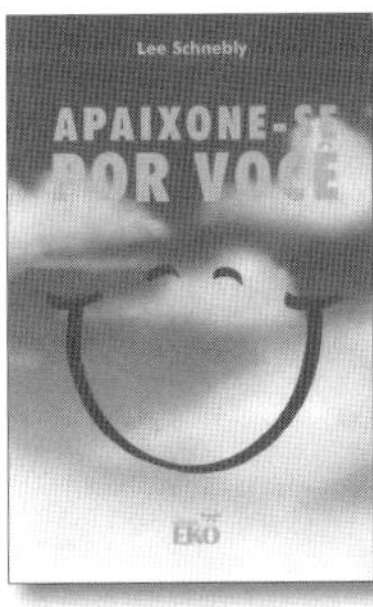

Apaixone-se Por Você

Através desta obra você irá compreender melhor o mundo que o cerca. Com uma leitura estimulante, a autora coloca toda a sua experiência profissional a serviço do seu crescimento pessoal. Depois deste livro você jamais será o mesmo.

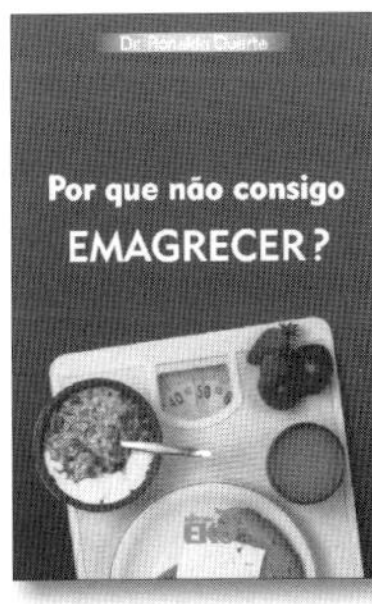

Por Que Não Consigo Emagrecer?

Vários são os motivos que impedem o tão almejado sonho da silhueta perfeita. Esta obra desmistifica tabus e falsos conceitos e apresenta de forma clara e objetiva o caminho a seguir.